Thomas Draxler, Awai Cheung

# 30 Minuten
# Gesundheitsmanagement

Bibliografische Information Der Deutschen Bibliothek

Die Deutsche Bibliothek verzeichnet diese Publikation in der Deutschen Nationalbibliografie; detaillierte bibliografische Daten sind im Internet über http://dnb.ddb.de abrufbar.

Wird empfohlen von

N24



Umschlag und Layout: die imprimatur, Hainburg
Lektorat: Friederike Mannsperger, Offenbach a. M.
Satz: Zerosoft, Timisoara, Rumänien
Druck und Verarbeitung: Salzland Druck, Staßfurt



Hinweis:
Das Buch ist sorgfältig erarbeitet worden. Dennoch erfolgen alle Angaben ohne Gewähr. Weder Autor noch Verlag können für eventuelle Nachteile oder Schäden, die aus den im Buch gemachten Hinweisen resultieren, eine Haftung übernehmen.

Printed in Germany

ISBN 978-3-86936-074-4

## In 30 Minuten wissen Sie mehr!

Dieses Buch ist so konzipiert, dass Sie in kurzer Zeit prägnante und fundierte Informationen aufnehmen können. Mithilfe eines Leitsystems werden Sie durch das Buch geführt. Es erlaubt Ihnen, innerhalb Ihres persönlichen Zeitkontingents (von 10 bis 30 Minuten) das Wesentliche zu erfassen.

*Kurze Lesezeit*
In 30 Minuten können Sie das ganze Buch lesen. Wenn Sie weniger Zeit haben, lesen Sie gezielt nur die Stellen, die für Sie wichtige Informationen beinhalten.

- Alle wichtigen Informationen sind blau gedruckt.

- Schlüsselfragen mit Seitenverweisen zu Beginn eines jeden Kapitels erlauben eine schnelle Orientierung: Sie blättern direkt auf die Seite, die Ihre Wissenslücke schließt.

- *Zahlreiche Zusammenfassungen innerhalb der Kapitel erlauben das schnelle Querlesen. Sie sind blau gedruckt und zusätzlich durch ein Uhrsymbol gekennzeichnet, sodass sie leicht zu finden sind.*

Ein Register erleichtert das Nachschlagen.

# Inhalt

**Vorwort** **6**

**1 Mensch, Gesundheit und Arbeit** **8**
Mensch und Gesundheit 9
Fakten und Erkenntnisse 13
Mensch und Zeit 15
Stress und Motivation 20

**2 Betriebliches Gesundheitsmanagement** **24**
Historie 25
Ziele und Akteure eines BGM 28
Handlungsfelder und Regelkreise 30

**3 Gesundheitsförderung mit Business Qigong** **56**
Sanfter Ausgleich zum Alltagsstress 57
Business Qigong zur Prävention 60
Business Qigong im Alltag 64
Praktische Übungen 66

Die Autoren 75

Weiterführende Literatur 76

Hilfreiche Webadressen 77

Register 78

# Vorwort

Liebe Leserin, lieber Leser,

die Bedeutung der Mitarbeiterinnen und Mitarbeiter für den unternehmerischen Erfolg muss heutzutage nicht mehr hervorgehoben werden. Für das Erreichen der Ziele einer Organisation – sei es ein Privatunternehmen oder eine öffentliche Verwaltung – sind der Nutzen und das Entwickeln der Mitarbeiterpotenziale entscheidend. Hierfür ist es aber nicht ausreichend, seinen Fokus nur auf die Entwicklung von Fertigkeiten und Fähigkeiten – generell von Kompetenzen – zu legen. Um eine hohe Produktivität der Teams dauerhaft zu sichern, sind auch die Gesundheit und die Motivation der Beschäftigten als entscheidende Faktoren zu erkennen. Gerade in Zeiten starker Veränderungsprozesse und vor dem Hintergrund der demografischen Entwicklung gewinnen diese Faktoren an Bedeutung. So wird es nur mit gesunden und motivierten Mitarbeitern gelingen, in den Zeiten großen Wandels erfolgreich zu bestehen.

Für diese Prozesse werden leistungsfähige Menschen zur Schlüsselgröße. In diesem Kontext kann die Implementierung eines betrieblichen Gesundheitsmanagements eine wichtige Rolle spielen. Die Einführung einer systematischen Gesundheitswahrung und -förderung birgt das Erkennen, dass nur gesunde Mitarbeiter ihre Potenziale voll für die Organisation abrufen und einsetzen können. Betriebliches Gesundheitsmanagement verspricht aber nicht nur erzielbare Produktivitätssteigerungen, sondern führt zum Beispiel über eine Senkung des Krankenstandes auch zu Kostenoptimierungen. So entsteht mit der Implementierung des betrieblichen Gesundheitsmanagements eine „Win-win-Situation“: ein sensibleres Bewusstsein für die gesundheitliche Situation der Beschäftigten und eine bessere Marktstellung der Organisation.

In diesem Buch werden komprimiert die wichtigsten Instrumente und Methoden vermittelt. Dem Leser wird ein guter Einstieg in die Thematik geliefert, und er wird angeregt, sich gezielt mit weiteren Fragen und Aspekten des Gesundheitsmanagements zu beschäftigen.

Prof. Dr. Uwe Sewerin
Rektor der Hochschule der Gesetzlichen Unfallversicherung

Wir danken Frau Daniele Engel für Diskussionen, Kritik und Anregungen zu diesem Buch sowie die fachliche und inhaltliche Mitgestaltung.

Kontakt: danieleengel@web.de

Die Autoren

# 1. Mensch, Gesundheit und Arbeit

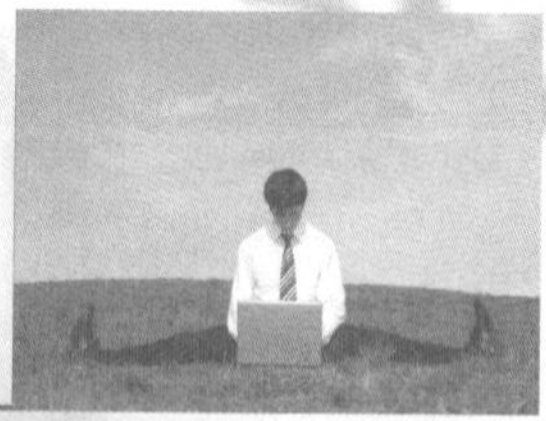


Was hält den Menschen gesund?
Seite 9

Welche Rolle spielt die Zeit in Bezug auf die Gesundheit?
Seite 15

Welche Maßnahmen wirken motivationssteigernd?
Seite 22

*„Bevor du redest, unterrichte dich, und bevor du krank wirst, sorge für Gesundheit.“*

Bibel: Altes Testament, Jesus Sirach 18/19

Die Arbeitswelt des 21. Jahrhunderts hat einen charakteristischen Strukturwandel im Belastungsprofil der Beschäftigten erfahren. Arbeitsverdichtungen, höherer Zeitdruck, Komplexität der Arbeitsaufgaben und Umstrukturierungsmaßnahmen nehmen verstärkt zu. Die daraus resultierenden Beanspruchungen haben nicht selten starke Auswirkungen auf Gesundheit und Motivation der Beschäftigten und damit auf Produktivität und Effizienz von Unternehmen. Umso wichtiger wird es, dass sich Unternehmen gerade vor dem Hintergrund des demografischen Wandels mit dem Spannungsfeld Mensch – Arbeit – Gesundheit auseinandersetzen, Belastungsfaktoren analysieren und Maßnahmen zur Gesundheitsförderung und Erhaltung der Arbeitsfähigkeit entwickeln und nachhaltig umsetzen.

## 1.1 Mensch und Gesundheit

In den 80er-Jahren des vergangenen Jahrhunderts wurde noch häufiger der Begriff „Gesundheitserziehung“ verwendet. Man ging davon aus, dass Gesundheit maßgeblich vom Verhalten und persönlichen Lebensstil der Menschen abhängig ist. Vorübergehend gab es die Umschreibung „Gesundheitsförderung“, und seit den 90er-Jahren wird immer häufiger von „betrieblichem

Gesundheitsmanagement“ (BGM) gesprochen, das eine vernetztere und ganzheitlichere Denk- und Herangehensweise widerspiegelt und das komplexe Zusammenspiel zwischen Mensch, Arbeit, Gesundheit und Krankheit in seinen Konzepten berücksichtigt.

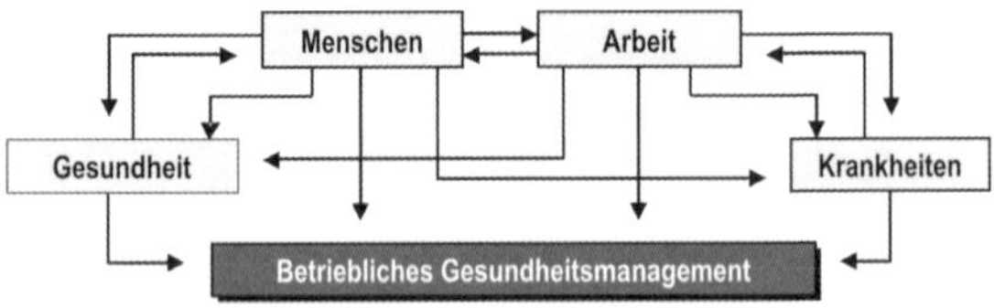


Noch bevor rechtliche, technische und organisatorische Methoden zum BGM diskutiert und implementiert werden, ist es sehr hilfreich, das Bewusstsein für einige Grundlagen und Denkansätze über das Zusammenspiel von Mensch und Gesundheit zu schärfen.
Der Fragestellung „Was hält den Menschen gesund?“ ging der Soziologieprofessor Aaron Antonovsky (1923 – 1994) nach. Diese Frage drängte sich ihm auf, als er in einem seiner Forschungsprojekte feststellte, dass 29 % der in Konzentrationslagern internierten Frauen, die den Holocaust überlebten, sich trotz der extremen Belastungen in einem guten mentalen Zustand sahen. In diesem mentalen Zustand scheint auch ein Geheimnis für Gesundheit zu liegen. Obwohl der Mensch täglich mit vielen potenziellen gesundheitsgefährdenden Einflüssen konfrontiert wird, kann er durch seine Widerstandsressourcen Krankheiten vermeiden. Antonovsky entwickelte das salutogenetische Modell als Gegenpol zum pathogenetischen Modell, das die Frage stellt: „Was macht krank?“

Beide Ansätze sollten in einem ganzheitlich angelegten BGM verfolgt werden. Hier einige Beispielfragen, die helfen, eine solide Basis für ein BGM zu schaffen.

*Salutogenetischer Ansatz*

- Was macht gesund?
- Was hält mich gesund?
- Welche Widerstandsressourcen habe ich?
- Wie kann ich diese verbessern?
- Empfinde ich das Leben als sinnvoll?
- Was benötige ich, um gesund zu sein?
- Ich fühle mich gesund, wenn ...
- Was hält die Menschen am Arbeitsplatz gesund?
- Ich fühle mich am Arbeitsplatz gesund, wenn ...
- Was brauchen meine Mitarbeiter, um gesund zu sein?

*Pathogenetischer Ansatz*

- Was macht krank?
- Was macht mich krank?
- Welche Situationen machen krank?
- Welche Risikofaktoren gibt es?
- Ich fühle mich krank, wenn ...
- Was macht Menschen am Arbeitsplatz krank?
- Ich fühle mich am Arbeitsplatz krank, wenn ...
- Was brauchen meine Mitarbeiter, um nicht krank zu werden?

**Praxistipp:** Diese Fragen eignen sich hervorragend als Kartenabfrage zum Erkenntnisgewinn bei Seminaren und Workshops.

Antonovsky sieht nicht die Zustände Gesundheit und Krankheit im Menschen als Gegenpol, sondern erkennt, dass alle Menschen von Geburt an bis zum Tod Zustände fühlen, die sich zwischen vollkommen gesund und todkrank befinden. Dieser Ansatz wird als Gesundheits-Krankheits-Kontinuum bezeichnet.

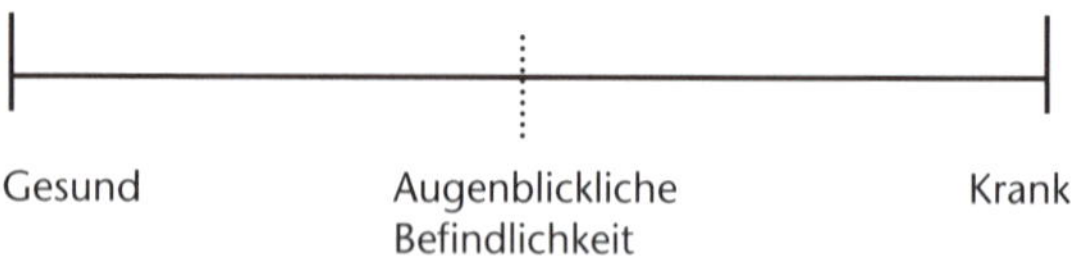


**Praxistipp:** Hängen Sie dieses Modell an Ihren Arbeitsplatz und kennzeichnen Sie täglich um die gleiche Zeit Ihren gefühlten Gesundheitszustand. Lassen Sie Ihre Beschäftigten täglich auf einem neuen Blatt ihre gefühlten Gesundheitszustände anonym durch eine Kennzeichnung auf der Skala vermerken. Zum Beispiel: rote Striche für die Beschäftigten der Produktion, blaue Striche für die Mitarbeiter der Verwaltung usw.

*Gesundheit ist nicht ein momentaner Zustand, eine Momentaufnahme, sondern spiegelt sich in einem stetigen Prozess zwischen den Polen vollkommener Gesundheit und extremer Krankheit wider.*

## 1.2 Fakten und Erkenntnisse

Der Mensch steht im Mittelpunkt des BGM. Und dieser Mensch ist seit Jahrtausenden auf der Suche nach Methoden und Konzepten, um die Gesundheit zu erhalten, zu verbessern und wiederherzustellen.

> „Nichts ist und war für den Menschen so faszinierend wie der Mensch selbst, wie seine körperliche und seelische Beschaffenheit, seine physischen und psychischen Qualitäten."
>
> Prof. Dr. Lothar Suhling

Erste Aufzeichnungen eines Medizinsystems mit dem Namen Ayurveda wurden etwa vor 5000 Jahren in Indien gemacht. Ayurveda bedeutet „Wissenschaft vom Menschen" und bezieht als Maßnahmen präventive, kurative und Verhaltensregeln in das ganzheitliche Gesundheitskonzept mit ein. Heute wird Ayurveda an ca. 55 staatlichen und 80 privaten Hochschulen in Indien gelehrt.

*Einflüsse der Traditionellen Chinesischen Medizin*
Die Ursprünge der Traditionellen Chinesischen Medizin (TCM), ein ebenfalls ganzheitlich angelegtes Medizinsystem, liegen auch etwa 5000 Jahre zurück. Bei Ausgrabungen wurden Steinnadeln gefunden, die auf die Verwendung in der Akupunktur, eine wichtige Säule der TCM, schließen lassen. Wie Ayurveda bezieht TCM den ganzen Menschen in seinem Verhalten und in seinen Verhältnissen in der Anamnese und

in der Therapie mit ein. TCM wird heute im Rahmen eines Hochschulstudiums an chinesischen Universitäten gelehrt. In Deutschland haben ca. 20 000 Ärzte und Heilpraktiker praktische Erfahrungen in einem Teilgebiet der TCM, der Akupunktur, und wenden diese in den Praxen an.

*Historische und moderne Medizin*

Geprägt durch die Einflüsse der griechischen und persischen Kultur ist die „westliche Wissenschaft vom Menschen" unterteilt in verschiedene separate Wissenschaftsgebiete. Die klassische Schulmedizin, die Ernährungswissenschaften, die Theologie, die Soziologie und die Psychologie sind Studiengänge, die versuchen, den Menschen zu analysieren und aus den gewonnenen Erkenntnissen Maßnahmen und Therapien abzuleiten, die dem Wohle des Menschen dienen sollen.

Der grundlegende Unterschied zwischen der Herangehensweise der historischen Medizinsysteme und der modernen Medizin wird in den folgenden Fragen deutlich:

- Moderne Medizin: „Was ist das für eine Krankheit, unter der der Mensch leidet?"
- Historische Medizin: „Was ist das für ein Mensch, der unter dieser Krankheit leidet?"

Die wichtigen Erkenntnisse dieser verschiedenen Wege und Methoden, die beide zum Ziel haben, den Menschen zu helfen, fließen immer mehr zu einem Wissen über den Menschen und seine Umgebung zusammen,

das bislang in seiner Qualität und Quantität von keiner Epoche übertroffen worden ist.
Auch wenn es oftmals tabuisiert wird, ist der Mensch konfrontiert mit dem Wissen, dass der Zeitpunkt des Sterbens mit jedem Tag näher rückt. So versuchen wir möglichst gesund zu bleiben und uns wohlzufühlen. Ein formuliertes Ziel könnte lauten: Möglichst gesund sterben.

*Seit jeher ist es Ziel des Menschen, seine Gesundheit zu erhalten, zu verbessern und wiederherzustellen. Während bei der historischen Medizin mehr der Mensch im Zentrum steht, ist es bei der modernen Medizin die Krankheit. Es gilt nun, die Erkenntnisse und Erfahrungen aller Epochen und der verschiedensten Wissenschaftsgebiete zu nutzen und zu einer ganzheitlichen, interdisziplinären Betrachtung zusammenzuführen.*

## 1.3 Mensch und Zeit

Nimm Dir Zeit, um zu arbeiten, es ist der Preis des Erfolges.
Nimm Dir Zeit, um nachzudenken, es ist die Quelle der Kraft.
Nimm Dir Zeit, um zu spielen, es ist das Geheimnis der Jugend.
Nimm Dir Zeit, um zu lesen, es ist die Grundlage des Wissens.
Nimm Dir Zeit, um freundlich zu sein, es ist das Tor zum Glücklichsein.
Nimm Dir Zeit, um zu lieben, es ist die wahre Lebensfreude.
Nimm Dir Zeit, um froh zu sein, es ist die Musik der Seele.

Irländische Quelle

Die häufigste Antwort auf die Aufforderung, an einer gesundheitsfördernden Maßnahme im Rahmen des BGM teilzunehmen, ist: „Ich habe keine Zeit."
Der Arbeiter am Fließband, dessen Arbeitszeit durch die Stechuhr exakt auf 38,5 Stunden festgehalten wird, wie auch der Manager, dessen Arbeitszeit oftmals nicht genau zu bestimmen ist, aber durchschnittlich ca. 60 Stunden in der Woche beträgt, leiden unter Zeitdruck. Dienst- und sogar Freizeit sind weitgehend geplant, und ohne einen Kalender oder Planer hat kaum jemand mehr einen Überblick über die Termine des Tages, der Woche oder des Jahres. Passiert jedoch etwas außer Plan, entstehen Zeitdruck und Stress: Die Besprechung dauert länger, eine Überstunde ist notwendig, das Auto springt nicht an, ein Stau auf der Autobahn u. a. In immer öfter auftretenden außerplanmäßigen Situationen bei eng verplanten Terminen besteht die Gefahr, dass Kettenreaktionen ausgelöst werden können, die in Konflikten und Krankheiten enden.

*Exkurs: Zeit und Wirklichkeit*
Ein Beitrag aus der modernen Physik ist die Erkenntnis Albert Einsteins, dass die lineare Zeit mit all dem, was in ihr geschieht, nur oberflächlich ist. Die Aktivität der Sekunden, Minuten und Stunden ist nur relativ, was bedeutet, dass sie keinen absoluten Wert hat. Die lineare Zeit ersetzte Einstein durch eine Zeit mit der Eigenschaft, sich zusammenzuziehen und sich auszudehnen, langsamer oder schneller zu werden.

Zu seinem Vergleich mit einem subjektiven Zeitgefühl notierte er: „Wenn man eine Minute auf einem heißen

Ofen sitzt, erscheint einem das wie eine Stunde. Dagegen kommt es einem wie eine Minute vor, wenn man eine Stunde mit einem schönen Mädchen zubringt.“ Die Zeit hängt also von der Situation des Betrachters ab.

Obwohl es nach der Wissenschaft der Physik weder Raum noch Zeit gibt, nimmt der Mensch über seine Sinne subjektiv Raum und Zeit als real wahr. Folgende Darstellung zeigt den für die Sinne wahrnehmbaren zeitlich begrenzten Lebenszeitraum des Menschen, der mit der Geburt beginnt und mit dem Tod endet. Der Tod als Endpunkt des menschlichen Lebens gilt als sicher, nur der Zeitpunkt des Todes ist unvorhersehbar. Die Lebensplanung des Menschen ist somit eine Planung in Unsicherheit mit einer unbekannten Variablen.

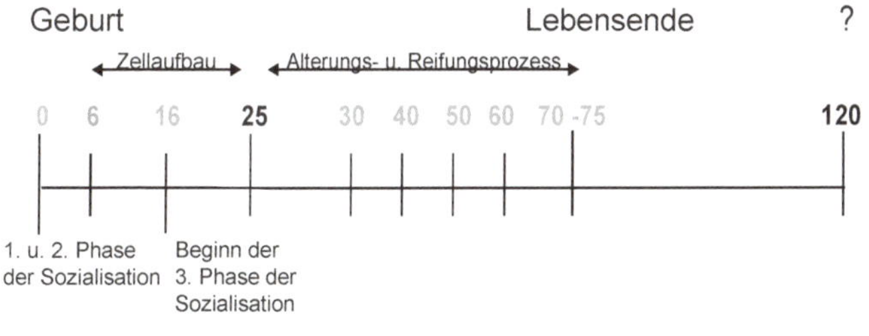


**Praxistipp:** Holen Sie sich ein Maßband, zum Beispiel aus dem Möbelhaus, und tragen Sie Ihre persönlichen Meilensteine ein. Das ist eine sehr gute Methode, um bei Mitarbeitern ein Bewusstsein für die Lebenszeit zu schärfen.

Das Leben des Menschen auch am Arbeitsplatz ist geprägt von einem lebenslangen Wechselspiel zwischen „fast gesund“ oder „ziemlich krank“, zwischen „glücklich“ und „traurig“ oder zwischen „angespannt“ oder „entspannt“. Kein negativer Zustand ist von Dauer, so wie auch kein positiver Gemütszustand wie zum Beispiel Gesundheit konservierbar ist. Doch der Wunsch nach vollkommener Gesundheit und Ganzheit zeigt sich schon in alltäglichen Redewendungen wie zum Beispiel: „Das Wichtigste ist die Gesundheit; Hauptsache gesund; ich würde alles geben, um gesund zu sein; alles Gute zum Geburtstag, vor allen Dingen aber Gesundheit“ u. a.

Die Fundamente für die Persönlichkeit des Erwachsenen, aber auch für Ängste und Neurosen und daraus entstehende körperliche Krankheiten werden nach der psychodynamischen Theorie schon in der Kindheit gelegt. Die Persönlichkeitsentwicklung verläuft als kontinuierlicher Prozess über verschiedene Altersstufen und Phasen hinweg und hat ihren Ursprung in den Erlebnissen während der frühen Kindheit. Der Ausspruch „Man kommt aus seiner Haut nicht heraus“ beschreibt in der Alltagssprache diese Situation.

*Die verschiedenen Phasen der Lebensspanne*

Die Lebensarbeitszeit erstreckt sich im Durchschnitt über die Zeit von 16 Jahren bis 65 Jahren. In dieser Zeit sind die Menschen Konflikten unterworfen, die die einzelnen Lebensphasen mit sich bringen. Ein Wissen um diese Konflikte hilft Führungskräften, die Konfliktbewältigung der einzelnen Lebensphasen positiv zu unterstützen und somit Ursachen für Unzufriedenheit und Krankheit am Arbeitsplatz vorzubeugen. Sie können dann geeignete Strukturen schaffen ...

Solche Strukturen könnten sein: soziale Beratungsstellen am Arbeitsplatz, flexible Arbeitszeitmodelle, die genügend Spielraum für die Persönlichkeitsstruktur einräumen, Seminare zur Lebensphasenkonfliktbewältigung, Vorbereitung auf den Ruhestand, Telefonberatung in Konfliktsituationen. Das Einbeziehen des Lebenspartners, auch wenn dieser kein Firmenangehöriger ist, trägt maßgeblich zum Erfolg dieser Maßnahmen bei.

Von einem Manager oder Koordinator eines ganzheitlich angelegten Gesundheitsmanagements wird erwartet, dass er vernetzt denkt und handelt, dass er dabei aber die Individualität des Einzelnen berücksichtigt. Mehr zu geeigneten Maßnahmen im Gesundheitsmanagement erfahren Sie in den Kapiteln 2 und 3.

*Zeitmangel ist ein typisches Phänomen der modernen Gesellschaft. Die komplexen Anforderungen führen oft zu Zeitdruck und Stress. Dies kann in Überforderung, Konflikten und nicht zuletzt in Krankheit enden. Das Wissen um diese Zusammenhänge und eine ganzheitliche Orientierung ist Basis für die Arbeit eines Gesundheitsmanagers.*

## 1.4 Stress und Motivation

Nach einem anstrengenden Tag sind die meisten Menschen, sei es bewusst oder unbewusst, auf der Suche nach Ruhe, Entspannung und innerem Frieden. Aber was hat die Anspannung verursacht? Der Ärger mit dem Vorgesetzten, die Warteschlange im Supermarkt, die dritte Mahnung vom Finanzamt? Die Symptome sind immer die gleichen: Nervosität, Spannung, Panik ... Alle diese Zustände, von manchen als moderne Seuche bezeichnet, sind unter Stress einzuordnen.

Wörtlich bedeutet Stress „Schlag“, „Beanspruchung“; der Begriff stammt ursprünglich aus der Physik. Durch Hans Selye, einen ungarisch-kanadischen Mediziner, fand er 1935 Eingang in die Medizin. Bei Tierexperimenten hat Selye beobachtet, dass Tiere auf Gefahr signalisierende Umweltreize unmittelbar mit einer Alarm- bzw. Notfallreaktion reagieren. Dabei werden alle Körperreserven zum Kampf oder zur Flucht mobilisiert. Wenn sich der Reiz wiederholt, folgt die Abwehr- oder Kompensationsphase als Zeichen der Anpassung bzw. Gewöhnung. Bei einer zu hohen Reizmenge tritt die Erschöpfungsphase ein, weil die Abwehrkräfte erlahmen. Dieser Mechanismus funktioniert bei der Eidechse genauso wie beim Menschen.

*Distress und Eustress*

Grundsätzlich gibt es nach Selye zwei Arten von Stress: den positiven, vitalisierenden, gesunden und lebensnotwendigen Eustress (abgeleitet von griechisch „eu“ = gesund) und den negativen, schädlichen und lebenszerstörenden Distress.

Demzufolge gibt es zwei Definitionen: Distress = Nichtbefriedigung vitaler Bedürfnisse bzw. Stimulierung der Unlustareale. Eustress = Befriedigung vitaler Bedürfnisse bzw. Stimulierung der Lustareale. Eine Eustress-Reaktion kann bei einem freudigen Wiedersehen erfolgen, eine Distress-Reaktion kann auftreten bei einer plötzlichen Trennung. Hyperstress resultiert aus Überforderung, Hypostress aus Unterforderung.

Am Beruf eines Polizisten lassen sich diese Zustände verdeutlichen: Angenommen der Arbeitsalltag besteht zu 95 % aus Langeweile und zu 5 % aus Terror. Die meisten Arbeitsaktivitäten sind Routinearbeiten (Hypostress). Wenn von der Schreibtischarbeit zu einer Verfolgungsjagd mit bewaffneten Bankräubern gewechselt wird, kann aber schnell Hyperstress entstehen.

***Motivation***

Die Motivation hat Auswirkungen auf das gesamte Leben des Menschen und somit natürlich auch auf die Zustände Gesundheit und Krankheit. Dabei wird der „Zustand des Angetriebenseins“ als Motivation bezeichnet. Sie ist abhängig von der jeweiligen Situation, den verschiedenen Motiven und einem angemessenen Spannungszustand beim Individuum. Es gibt die extrinsische und die intrinsische Motivation. Extrinsisch bedeutet, dass der Beweggrund für das Handeln von außen kommt und nicht sachbezogen ist. Intrinsisch ist die Motivation, die von innen her kommt, sachbezogen ist und mehr am Vorgang und dessen Inhalten als an den Ergebnissen interessiert ist. Extrinsisch motivierte Menschen brauchen daher Fremdverstärkungen, intrinsisch motivierte Menschen verstärken sich selbst. Im Folgenden einige Motivationsverfahren, die Gesundheit am Arbeitsplatz fördern:

| **Maßnahme** | **Wirkung** |
|---|---|
| Erfolgserlebnisse herbeiführen, Misserfolgserlebnisse verhindern oder Misserfolge erklären, aus ihnen den Nutzen für zukünftige Erfolge ziehen. | Verbesserung des Selbstgefühls = Selbstkonzeptverstärkung |
| Arbeitsumwelt organisieren, damit sie anregender, ästhetisch angenehmer, menschenwürdiger wird. Diesen Aspekt umfasst der Ansatz Betriebsklima, Organisationskultur, Seminarkultur u. a. | Verbesserung der Sozialisationseffekte, zunehmende Identifikation |
| Selbstständige Auseinandersetzung mit der Arbeit organisieren, Selbstverstärkungsmöglichkeiten verbessern und vermehren. | Zunehmende Selbstverantwortung, zunehmende intrinsische Motivation, zunehmende Arbeitsselbstständigkeit |

*Im Gesundheitsmanagement spielt die ganzheitliche Betrachtung des Menschen mit all seinen Anforderungen und Ressourcen eine entscheidende Rolle. Zentrale Aspekte sind:*

- *Das Bewusstsein für die begrenzte Lebenszeit*
- *Der adäquate Umgang mit dem negativen Distress*
- *Das Schaffen von Motivatoren*

# 2. Betriebliches Gesundheitsmanagement

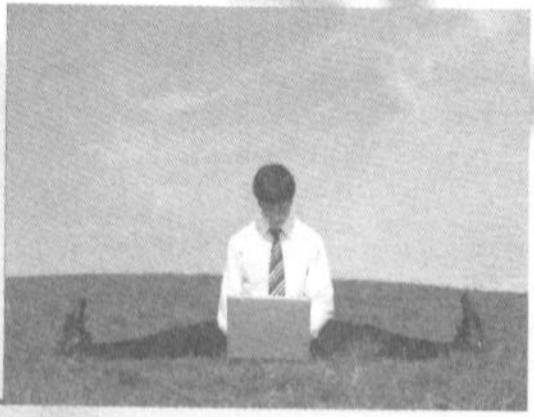

Wo liegen die Wurzeln des betrieblichen Gesundheitsmanagements?
Seite 25

Wie sieht ein praxisorientiertes Handlungskonzept aus?
Seite 30

Welches sind die Vorteile eines Gesundheits-Anwesenheits-Motivationsmodells?
Seite 38

Das betriebliche Gesundheitsmanagement blickt auf jahrtausendealte Wurzeln zurück, die sich bereits im Ayurveda und der Bibel finden. Von der Institutionalisierung vor über 100 Jahren über die Sozialgesetzgebung in den EU-Richtlinien und die Konferenzen der Weltgesundheitsorganisation nahm die betriebliche Gesundheitsförderung ihren Weg, der aktuell in die Diskussion eines Präventionsgesetzes mündet. Interdisziplinäre Teams mit den verschiedensten internen und externen Akteuren aller Hierarchieebenen sind Voraussetzung für die Entstehung eines vernetzten, ganzheitlich angelegten betrieblichen Gesundheitsmanagements.

## 2.1 Historie

400 v. Chr. erkannte Hippokrates die Zusammenhänge zwischen der Ausübung bestimmter Handwerksberufe und Künste und den dort auftretenden gesundheitlichen Schäden. Im Mittelalter gab es bereits Arbeitsschutzbestimmungen im Bergbau. Die Sicherheits- und Gesundheitsprobleme, die aus der Industrialisierung erwuchsen, betrafen neben den Erwachsenen die Kinder in besonderem Maße. Durch die schwere körperliche Arbeit, die größtenteils unter Tage zu erbringen war, traten massive Gesundheitsschäden auf. Da die jungen Menschen dadurch für den militärischen Dienst untauglich waren, fürchteten die Heerführer der Landesfürsten um den Bestand ihrer Armeen und es wurde begonnen, über gesetzliche Regelungen zur Reduzierung der Kinderarbeit nach-

zudenken. Im „Regulativ über die Beschäftigung jugendlicher Arbeiter in Fabriken“ vom 9. März 1839 wurde unter anderem die Nachtarbeit und die Beschäftigung von Kindern unter 9 Jahren in Fabriken verboten. Die Forderung nach Überwachung der Vorschriften wurde letztendlich am 16. Mai 1853 umgesetzt; dies gilt als Geburtsstunde der Gewerbeaufsicht. Mit der Gewerbeordnung vom 21. Juni 1869 war eine Rechtsgrundlage zur Überwachung und Genehmigung technischer Anlagen geschaffen. Der Arbeitnehmer hatte jedoch noch keinen Entschädigungsanspruch gegenüber dem Arbeitgeber, wenn er durch einen Unfall verletzt wurde oder seine Arbeitsfähigkeit ganz oder teilweise verlor. Am 6. Juli 1884 wurde durch das „Gesetz über die Unfallversicherung zugunsten gewerblicher Arbeitgebmer“ Abhilfe geschaffen. Es entstanden die Berufsgenossenschaften, denen die Unternehmen als Pflichtmitglieder angehörten.

Die gesetzliche Unfallversicherung existiert seit dem 1. Juli 1885 als eigenen Zweig der Sozialversicherung und wird seit dem 1. Januar 1997 vom siebten Buch des Sozialgesetzbuches (SGB VII) geregelt. Ihre Träger sind die Landwirtschaftlichen Berufsgenossenschaften, die gewerblichen Berufsgenossenschaften und die Unfallversicherungsträger der öffentlichen Hand.

*Wichtige Meilensteine in der Gesundheitsförderung*

In den Römischen Verträgen von 1957 bekannten sich die ersten sechs europäischen Staaten (Benelux, Frankreich, Italien, Deutschland) zur übernationalen Zusammenarbeit u. a. in ökonomischen, finanziellen, arbeitsrechtlichen, gesundheitspolitischen Angelegenheiten. Die europäische Union verfügt heute über eine für alle Mitglieder verbindliche Rechtsgrundlage für ein Tätigwerden auf dem Gebiet des Gesundheitswesens. Auf der Grundlage des EWG-Vertrags, Artikel 129, muss alles Gemeinschaftshandeln gesundheitsverträglich sein. Auf der Alma-Ata-Konferenz der WHO am 12. Septmeber 1978 wurden zum ersten Mal in dem Konzept „Primary Health Care" die wesentlichen Anforderungen an eine gesundheitliche Grundbetreuung formuliert. Diese Deklaration fordert zu einer Verschiebung der gesundheitlichen Schwerpunkte in den Bereich der Prävention auf. Mit über 200 Gesundheitsexperten wurde 1986 die „Ottawa-Charta" auf der 1. Internationalen Konferenz zur Gesundheitsförderung in Ottawa verabschiedet, worin sich ein Wandel vom herkömmlichen Arbeitsschutz-Denken zur allgemeinen und insbesondere zur betriebliche Gesundheitsförderung abzeichnete. Mit der Luxemburger Deklaration von 1997 zur betrieblichen Gesundheitsförderung in der Europäischen Union auf der EG-Rahmenrichtlinie Arbeitsschutz (Richtlinie des Rates 89/391 EWG) und dem Cardiff-Memorandum von 1998 zur betrieblichen Gesundheitsförderung in Klein- und Mittelbetrieben ergeben sich für das betriebliche Gesundheitsmanagement neue Impulse.

*Es war ein langer und steiniger Weg zur Institutionalisierung und Professionalisierung von Arbeitsschutz und Gesundheitsförderung. Schritt für Schritt nahmen Arbeitsschutz, Gesundheitsförderung und Prävention in der Gesetzgebung einen immer höheren Stellenwert ein.*

## 2.2 Ziele und Akteure eines BGM

Die Ziele lassen sich von den Aufgaben, Zwängen und Grundbedürfnissen der Beteiligten ableiten und reduzieren sich, natürlich sehr vereinfacht, aber praxisorientiert dargestellt, auf die Parameter Kosten und Gewinne und auf den Wunsch nach Gesundheit und Selbstverwirklichung.

*Das private Unternehmen*

Ein Unternehmen hat die Aufgabe, ständig die Gewinne zu steigern, auch mit dem Ziel, die eigenen Arbeitsplätze zu sichern. Personalkosten sind einer der größten Kostenblöcke, die sich um ein Vielfaches erhöhen, wenn Kosten für krankheitsbedingte Ausfalltage hinzukommen. Die Motivation von Unternehmen, sich besonders für die Gesundheit ihrer Beschäftigten zu engagieren, beruht also auf ihrer Verringerung der Personalkosten und der Steigerung des Unternehmensgewinns.

*Die Beschäftigten*

Die Beschäftigten arbeiten in der Regel für ein Unternehmen, um die eigene Existenz zu sichern. In den oft monotonen Tätigkeitsfeldern sehen die wenigsten ihren Beruf als Berufung, der zur Selbstverwirklichung führen kann. Die Gesundheit erkennen die meisten als wichtigstes Gut, doch der Großteil der Menschen betreibt erst persönliche Gesundheitsförderung, wenn Symptome von Krankheit spürbar werden. Grundsätzlich hat jeder Mensch das Grundbedürfnis nach Gesundheit und Selbstverwirklichung.

Viele Zwischenziele sind notwendig, um die Ziele niedrige Personalkosten, höhere Gewinne und hoher persönlicher Gesundheitsstand sowie hohe Lebensqualität der Beschäftigten zu erreichen. Dabei sind sowohl verhältnisbezogene Ziele als auch verhaltensbezogene Ziele zu erreichen, die nur zusammen einen dauerhaften und nachweisbaren Erfolg erbringen können.

*Akteure im BGM*

Ein effektives und effizientes betriebliches Gesundheitsmanagement setzt ein Netzwerk von kompetenten Partnern voraus. Je mehr Partner an einem Strang ziehen, desto ganzheitlicher können die richtigen Maßnahmen und Projekte umgesetzt werden.

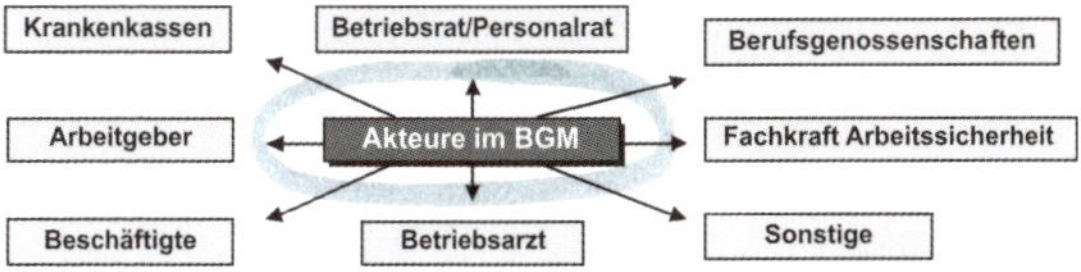


Folgende Personen könnten in größeren Unternehmen noch wertvolle Unterstützung leisten und Fachwissen mit einbringen:

- Frauen-/Gleichstellungsbeauftragte
- Sicherheitsbeauftragte
- Datenschutzbeauftragte
- Suchtbeauftragte
- Sozialberater
- Schwerbehindertenvertreter

Um Gesundheit im Betrieb effizient zu fördern, organisieren sich diese Akteure häufig im Rahmen einer

BGM-Steuerungsgruppe mit dem Ziel, die Belastungen für die Beschäftigten zu mindern und die Ressourcen zu stärken.
Außerdem ist es oft hilfreich, themen- oder projektbezogen weitere Körperschaften und externes Fachpersonal, wie zum Beispiel Krankenkassen, Betriebs-, Werksärztliche Dienste, Vereine, Selbsthilfegruppen, Psychologen, Ergotherapeuten, Sport- und Ernährungswissenschaftler, hinzuzuziehen, um ein breites Netzwerk zu entwickeln. Auf diese Weise können Synergiepotenziale zwischen den Akteuren generiert und gegebenenfalls Zielkonflikte vermieden werden.
Für die erfolgreiche Implementierung eines Gesundheitsmanagements ist es unabdingbar, dieses in die allgemeine Unternehmensorganisation einzubetten, in allen Hierarchieebenen zu verankern und eine Verzahnung aller Beteiligten zu erreichen.

*Die Forderung nach Gewinn und Kostenoptimierung von Unternehmerseite und der Wunsch nach Gesundheit und Selbstverwirklichung der Beschäftigten müssen in Einklang gebracht werden.*

## 2.3 Handlungsfelder und Regelkreise

Aus den Zielen und Akteuren eines ganzheitlichen betrieblichen Gesundheitsmanagements ergibt sich ein Netzwerk von Handlungsfeldern. Als lernendes System wird das ganzheitliche Gesundheitsmanagementsystem durch Regelkreise, die einen Prozess zyklisch durchlaufen, kontrolliert.

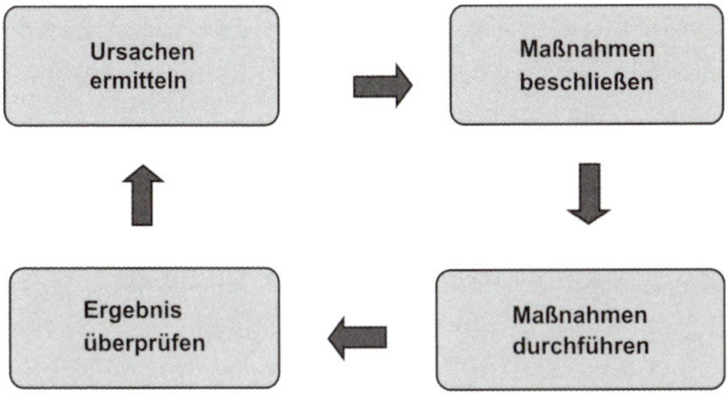


Das Zentralorgan für alle betrieblichen Managementprozesse, wie z. B. Arbeitsschutzmanagement, Personalmanagement und Gesundheitsmanagement, ist ein „Steuerungskreis Managementsysteme". Die Überschneidungen der einzelnen Sachgebiete werden durch ein „integriertes Managementsystem" synergistisch genutzt. Ein „Koordinator Gesundheitsmanagement" dient als Ansprechpartner und Motor für die Beteiligten in den verschiedensten Handlungsfeldern und koordiniert die einzelnen Maßnahmen, Aktivitäten und Projekte.

*Handlungskonzept zur Implementierung*

Im Folgenden wird ein Handlungskonzept zur praxisorientierten Implementierung eines betrieblichen Gesundheitsmanagements vorgestellt. Es beruht auf der Synthese von Sensibilität, Einfachheit, Praxisorientierung und Fachwissen. Zunächst werden die Grundmotivation und die Zustände Gesundheit und Krankheit kurz diskutiert, eine möglichst neutrale Begrifflichkeit für das Fehlen von Mitarbeitern im Betrieb herausgearbeitet sowie eine Struktur geschaf-

fen und eine Zieldefinition festgelegt. Anhand eines Phasenmodells werden systematisch die einzelnen Schritte der Implementierung entwickelt. Damit ein Konzept gelingen kann, ist es notwendig, das breite Spektrum aufzuzeigen und jede Phase möglichst professionell zu bearbeiten.
Anhand der folgenden Anekdote soll der Wirkungszusammenhang jeder einzelnen Phase plastisch und sehr vereinfacht dargestellt und auf die Dringlichkeit der akribischen Aufgabenbearbeitung jeder einzelnen Phase von Anfang an hingewiesen werden.

**Der verlorene Krieg**
Weil der Nagel eines Hufeisens fehlte, ging das Pferd verloren.
Weil das Pferd verloren ging, wurde der Reiter verloren.
Weil der Reiter verloren ging, wurde die Schlacht verloren.
Weil die Schlacht verloren ging, wurde der Krieg verloren.
Und das alles nur, weil der Nagel eines Hufeisens fehlte.

Als Handlungskonzept eignet sich ein Modell in 7 Phasen, das nun vorgestellt wird.

*Phase 1: Grundmotivation*
Die Motivation für Behörden und Unternehmen zur Implementierung eines betrieblichen Gesundheitsmanagements kann auf den unterschiedlichsten Beweggründen beruhen. An der Spitze jeder Organisation steht eine Führungsperson in der Funktion eines Behördenleiters oder Geschäftsführers. Ein Mensch, von dessen Verhaltensweisen, Einstellungen und Sozialkompetenz es abhängt, ob und in welcher Qualität ein BGM implementiert werden kann.

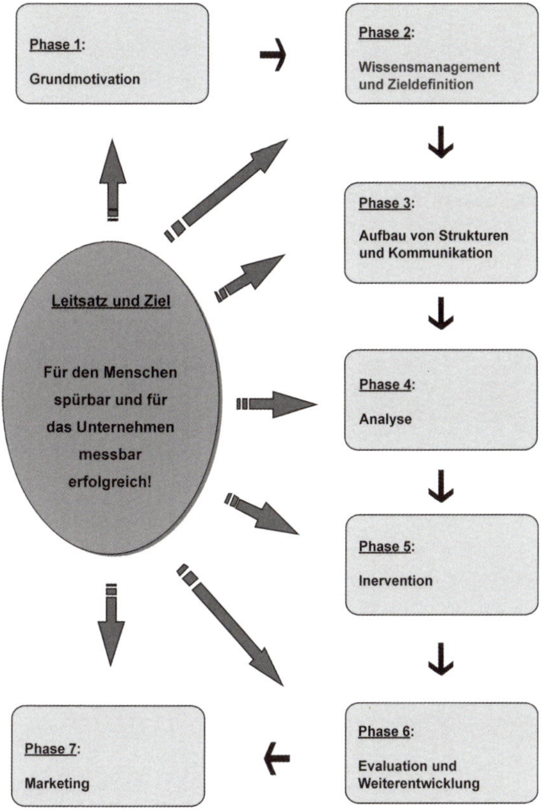


Die optimale Voraussetzung für ein ganzheitliches betriebliches Gesundheitsmanagement wird geschaffen, wenn es als wesentlicher Bestandteil der Unternehmenskultur gesehen wird und im Leitbild eines Unternehmens eingeplant wird. Wenn ein

Behördenleiter oder Geschäftsführer den Wunsch hegt, sich gezwungen sieht oder die Notwendigkeit erkennt, ein betriebliches Gesundheitsmanagement zu implementieren, können einige Fragen zur Selbstreflexion behilflich sein, um Grundpositionen zu klären. Hier ein Fragebogen zur Selbsteinschätzung für Führungskräfte:

- ❑ Habe ich ein positives Menschenbild von meinen Beschäftigten, geprägt von Vertrauen und Wertschätzung?
- ❑ Soll das BGM ein Teil der Unternehmenskultur und des Leitbildes werden?
- ❑ Bin ich bereit, in das BGM finanzielle, personelle und zeitliche Ressourcen mittel- bis langfristig zu investieren?
- ❑ Bin ich für Experimente bereit, toleriere Fehler und verstehe das BGM als ständigen Wachstums- und Lernprozess?
- ❑ Übertrage ich Verantwortungen und beteilige ich die Beschäftigten an der Implementierung, Integration, Evaluation und Weiterentwicklung eines BGM?
- ❑ Habe ich die Bereitschaft und das Vertrauen, in Netzwerken (z. B. mit Krankenkassen, Unfallkassen, anderen Unternehmen) zu arbeiten?
- ❑ Vernetze ich das BGM mit allen Handlungsfeldern des Unternehmens?
- ❑ Besteht die Bereitschaft für eine intensive Kommunikation, neue Kommunikationswege und Transparenz für das BGM?

*Phase 2: Wissensmanagement und Zieldefinition*
Ganzheitliches betriebliches Gesundheitsmanagement ist mehr als nur das Angebot von Rückenschulen, die Durchführung von Stressbewältigungsseminaren und die regelmäßige Wiederkehr von Gesundheitstagen. Sehr oft wird in Beratungsgesprächen der Eindruck vermittelt, dass mit den verhaltenspräventiven Segmenten Bewegung, Ernährung und Psyche der wesentliche Teil des Gesundheitsmanagements abgedeckt wird. Doch es gehört noch weit mehr dazu: Interdisziplinäres Wissen sowie persönliches Engagement und Neigungen zum Arbeitsbereich bilden die Basis eines gesundheitsorientierten Handlungskonzeptes. Zudem gehören als tragende Wissenssäulen medizinisches, psychologisches, technisches, rechtliches und betriebwirtschaftliches Grundwissen dazu. Hochschulen, staatliche Institutionen und Privatanbieter reagieren auf diesen Bedarf in der Form, dass zunehmend Studiengänge und Ausbildungen entwickelt und angeboten werden. So bietet beispielsweise die Universität Bielefeld einen berufsbegleitenden Masterstudiengang „Workplace Health Management“ an.

*Wissensbeispiel „Krankenstand“, „Anwesenheit“*
Der betriebliche Krankenstand ist von den verschiedensten Einflussgrößen abhängig. Neben der Unternehmensbranche, der Organisationsstruktur, der Altersstruktur, dem Standort und dem Beschäftigungsverhältnis eines Unternehmens spielen weitere Faktoren eine Rolle: die Motivation und die Unternehmenskultur. Wird zum Beispiel ein betrieblicher Krankenstand von 5 % festgestellt, kann keine neutrale Aussage über die einzel-

nen persönlichen Gesundheits- oder Krankenstände der Beschäftigten getroffen werden. Der sehr oft in Unternehmen gewählte Begriff „Krankenstand" bewertet jede Abwesenheit als Krankheit. Der positiv gewählte Begriff „Gesundheitsquote" schreibt den anwesenden Beschäftigten den Zustand Gesundheit zu. Doch Anwesenheit kann nicht mit Gesundheit gleichgesetzt werden und Abwesenheit nicht mit Krankheit. Nicht jeder Beschäftigte, der im Unternehmen anwesend ist, ist gesund, so wie nicht jeder, der zu Hause ist, krank ist. Statt von Gesundheitsquote oder Krankenstand sollte man also korrekter von Anwesenheitsquote sprechen.
Die Anwesenheitsquote gibt wertneutral und objektiv Auskunft über die zurzeit im Unternehmen anwesenden Beschäftigten. Kein Vorgesetzter oder Kollege kann den persönlichen Gesundheits- oder Krankenstand des anwesenden Beschäftigten eindeutig feststellen. Sensibilität in den Bewertungen der sich ständig im Wechselspiel befindlichen Zustände zwischen Gesundheit und Krankheit ist eine wesentliche Grundlage für ein ganzheitliches Gesundheitsmanagement. Eine hohe Anwesenheitsquote der Beschäftigten ist grundsätzlich das quantitative Ziel eines Unternehmens.

*Wissensbeispiel Motivation*

Doch eine hohe Anwesenheitsquote bedeutet nicht gleichzeitig ein erfolgreiches Unternehmen mit hoher Effizienz. In den letzten Jahren beschäftigten sich amerikanische Studien mit dem Zustand des Präsentismus. Aus Angst, den Arbeitsplatz zu verlieren, gehen Beschäftigte zunehmend demotiviert mit Krankheitssymptomen zur Arbeit. Meist ist damit eine signifikante Verringerung der Arbeitsleistung gekoppelt. Das „Journal of the American Association" gab 2003 bekannt, dass US-Unternehmen in diesem Jahr Kosten von ca. 35 Milliarden Dollar aufgrund von Depressionen und der daraus resultierenden verringerten Arbeitsleistung entstanden. Die Summe bei Schmerzerkrankungen wie Kopfschmerzen, Rückenproblemen und Arthritis belief sich auf 47 Milliarden Dollar.

Laut Experten sind bis zu 40 % der Fehlzeiten auf mangelnde Motivation der Beschäftigten zurückzuführen. Die gesamtwirtschaftlichen Kosten, die durch demotivierte Beschäftigte entstehen, werden auf über 220 Milliarden Euro beziffert. Nach einer Studie der Gallup GmbH aus dem Jahr 2004 sind nur noch 13 % der Mitarbeiter in Deutschland ihrem Unternehmen emotional verbunden, 18 % haben innerlich bereits gekündigt und 69 % machen nur noch Dienst nach Vorschrift. Die Folgen: vermehrte Krankentage, hohe Fluktuation, erhöhte Anzahl an Arbeitsunfällen und Produktivitätsverluste.

*Wissensbeispiel Gesund – Anwesend – Motiviert*
Gesundheit, Anwesenheit und Motivation sind konzeptionell als Einheit zu betrachten, in der sowohl quantitative als auch qualitative Aspekte berücksichtigt sind. Im folgenden Modell, das aus der Praxiserfahrung heraus entstanden ist, wird eine übersichtliche Basis für ein zielgerichtetes Vorgehen geschaffen. Anhand von acht Zuständen, die von Beschäftigten gefühlt und erlebt werden, wird Transparenz geschaffen, ein späte-

res zielorientiertes Vorgehen eingeleitet und eine Zieldefinition festgelegt:

| **Ziel** |
|---|
| Gesunde, anwesende und motivierte Beschäftigte durch ein ganzheitlich angelegtes und integriertes betriebliches Gesundheitsmanagement |

*Analysemodell zur Gesundheits – Anwesenheits – Motivationsberatung*

| | Anwesend und motiviert | Anwesend und nicht motiviert | Nicht anwesend und motiviert | Nicht anwesend und nicht motiviert |
|---|---|---|---|---|
| Gesund | ☺ | ☹ | ☹ | ☹ |
| Krank | ☹ | ☹ | ☹ | ☹ |

**Situation 1: Gesund, anwesend und motiviert**

Dies ist eine Zielsituation, in der die Beschäftigten nicht nur gesund und anwesend sind, sondern sich mit dem Unternehmen emotional identifizieren und mit Freude an der Tätigkeit gute Arbeitsergebnisse mit hoher Effizienz erbringen. Demzufolge haben die Beschäftigten Erfolgserlebnisse, die wiederum wichtige Faktoren für den persönlichen Gesundheitszustand sind.

Der Zustand „Gesund-Anwesend-Motiviert“ setzt einen Gesundheitskreislauf in Gang, von dem Beschäftigte und Unternehmen gemeinsam profitieren, der aber nicht konservierbar ist.

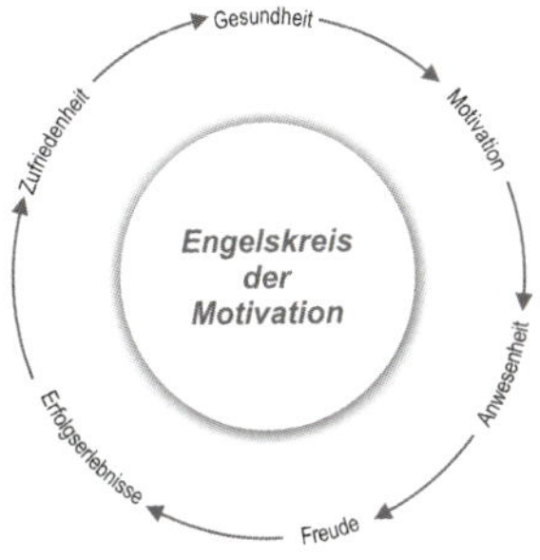


**Situation 2: Gesund, anwesend und nicht motiviert**

Gemäß der Gallup-Studie 2004 haben 87 % der Beschäftigten bereits innerlich gekündigt oder machen ihren Dienst nur noch nach Vorschrift. Die Gründe dafür sind unterschiedlich. Typische Aussagen von Beschäftigten, die diesen Zustand erleben: „Jeder denkt nur noch an sich. Ich mache nur noch meinen Job." „Weil ich Geld verdienen muss, bin ich hier, sonst habe ich mit dem Unternehmen nichts zu tun." Diese Situation kann schon als erste krank machende Ursache gesehen werden. Sie setzt einen Teufelskreislauf in

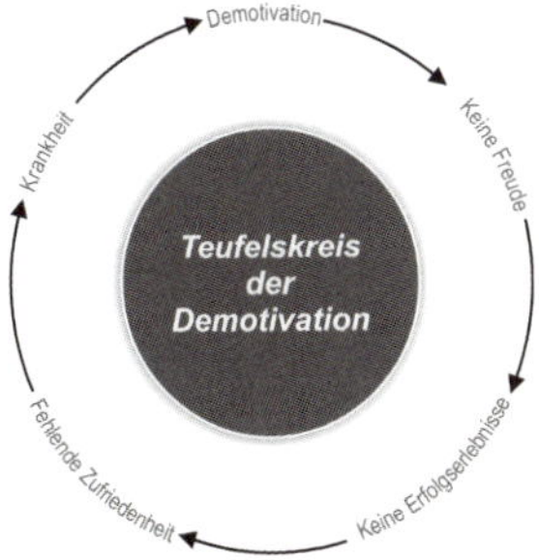

Gang, der in spürbaren Symptomen einer Krankheit endet.

**Situation 3: Gesund, nicht anwesend und motiviert**
Dies ist eine in der Praxis eher selten anzutreffende Situation. Hoch motivierte Beschäftigte, die in ihrem Beruf neue Wege gehen möchten und mit ihren Ideen an unternehmensinterne Begrenzungen stoßen, fliehen in diese Situation. Die im vorgetäuschten Krankenstand gewonnene Zeit wird verwendet, um neue Konzepte und Strategien für das Unternehmen zu erarbeiten, deren Ausarbeitung während der Arbeitszeit untersagt wurde.

Typische Aussage: „Ich habe eine Idee, die den Unternehmensgewinn um ca. 5 % steigern würde, und bräuchte etwa eine Woche zur Produktausarbeitung. Mein Vorgesetzter unterbindet die Aktivität und legt mir nahe, meine Arbeitskraft in die Kernaufgaben zu legen und keine Hirngespinste zu verfolgen. Da ich von meinem Produkt überzeugt bin, bleibt mir keine andere Wahl. Ich melde mich krank und arbeite daheim an meiner Idee weiter."

**Situation 4:**
**Gesund, nicht anwesend und nicht motiviert**
Problemsituation, die als „Waffe des kleinen Mannes" bekannt ist. Mangelnde Wertschätzung vonseiten der Vorgesetzten, nicht adäquate Bezahlung, unsensibles Vorgehen und Perspektivlosigkeit sind einige Ursachen für diese Situation.

Typische Aussage: „Ich arbeite seit 20 Jahren in diesem Unternehmen und war noch nie krank. Der neue

Vorgesetzte Dr. Müller-Meier, ein junger Schnösel, drohte, mich in eine andere Abteilung zu versetzen, wenn ich nicht die Zielvorgaben für diesen Monat erreiche. Wenn ich ein paar Tage krank bin, habe ich eine Begründung für das Nichterreichen der immens hohen Zielvorgaben. Mir bleibt keine andere Wahl."

**Situation 5: Krank, anwesend und motiviert**
Als Präsentismus bekannt, trifft diese Situation meist für Führungskräfte zu, die ihre Krankheit verdrängen, um an ihren Zielen und Visionen weiterzuarbeiten.

Typische Aussage: „Ich lasse keine Krankheit zu und außerdem: Wer sollte den Laden führen, wenn ich nicht da bin? Ohne mich läuft es nicht."

**Situation 6: Krank, anwesend und nicht motiviert**
Die Angst, die Arbeit zu verlieren, oder die Angst vor unangenehmen Mitarbeiter- und Personalgesprächen lässt Beschäftigte zur Arbeit gehen, obwohl Symptome von Krankheit spürbar sind. Auch können Anwesenheitsprämien dazu führen, dass Beschäftigte Krankheit ignorieren und zur Arbeit gehen, damit am Jahresende die Prämie ausgezahlt wird.

Typische Aussage: „Bei meiner Rückkehr aus dem Krankenstand bekomme ich von meinem Vorgesetzten doch sowieso nur erzählt, wie viel ein Ausfalltag kostet, und zwischen den Zeilen spüre ich eine Drohung. Ich bin ja nicht extra krank. Diese Situation ist erniedrigend. Um diese Situation zu vermeiden und um nicht auf der Abschussliste zu stehen, gehe ich lieber krank zum Job. Irgendwie werde ich den Tag schon rumkriegen, auch wenn ich in meinem angeschlagenen Zustand kaum was leisten kann."

**Situation 7: Krank, nicht anwesend und motiviert**
Jeder Beschäftigte unterliegt dem Alterungsprozess und ist den Umgebungseinflüssen ausgesetzt. Im Laufe des Berufslebens ist fast jeder einmal krankheitsbedingt abwesend.

Typische Aussage: „Ich bekomme für meine Arbeit Anerkennung und sie macht mir Spaß. Ich bin stolz auf dieses Unternehmen, alles ist o. k. Trotz allem bekomme ich im Frühjahr meine Allergien und in den Herbstmonaten bin ich so erkältet, dass ich einfach daheimbleiben muss."

**Situation 8:**
**Krank, nicht anwesend und nicht motiviert**
Häufig ist es eine Verkettung von Umständen, die zu dieser Extremsituation führt. Der Beschäftigte kann sich in einem Teufelskreislauf befinden, in dem genetische Krankheitsdispositionen zum Ausdruck kommen, Mobbing und allgemeines Führungsversagen einwirken und krank machende Umgebungs- und Arbeitsverhältnisse belastend wirken.

Typische Aussage: „Ich bin immer gleich erkältet und habe deshalb meine Fenster im Büro geschlossen. Dadurch kommt es immer wieder zu Konflikten mit meinen Kollegen, die ebenfalls im gleichen Büro sind und bei gekippten oder geöffneten Fenstern arbeiten wollen. Es geht so weit, dass ich mit Mobbingaktivitäten konfrontiert werde. Mein Vorgesetzter zeigt sich desinteressiert und sagt: ‚Regelt das unter euch.' Nun leide ich schon seit einem halben Jahr an Bluthochdruck, Einschlafproblemen und bin ständig nervös. Mein Arzt schreibt mich immer öfter krank. Ich fühle mich energielos, habe keinen Bock mehr auf diese Arbeit und diesen Betrieb. Was soll ich machen, ich muss mein Leben finanzieren, und für einen anderen Job bin ich mit 50 zu alt."

Das Basiswissen um die acht Situationen, in denen sich Beschäftigte befinden können, zeigt beispielhaft den Aufbau einer Struktur, aus der sich gezielt Maßnahmen ableiten lassen. Andere Situationen, die ebenfalls Abwesenheit bewirken, wie z. B. Tagungen, Urlaub, Seminarbesuche, Aus-, Fort- und Weiterbildungen, Messebesuche u. a., fließen in das Gesundheits-Anwesenheits- Motivationsmodell nicht mit ein. Denn diese Situationen der Abwesenheit sind geplant und meistens auch gewünscht.

Neben einem tief greifenden Wissen um das weite Spektrum des ganzheitlichen betrieblichen Gesundheitsmanagements ist Sensibilität, Kreativität und Innovationspotenzial gefordert, damit das betriebswirtschaftlich messbare Ziel „gesunde, anwesende und motivierte Beschäftigte" erreicht werden kann. Um dieses Ziel zu erreichen, ist in der folgenden Phase der Aufbau von Strukturen und Rahmenbedingungen notwendig.

*Phase 3: Aufbau von Strukturen und Kommunikation*
Für ein systematisches und prozessorientiertes Vorgehen bedarf es einer Reihe struktureller Voraussetzungen und Rahmenbedingungen. In einem Projekt der Essener Verkehrs AG wurde von 1999-2001 mit wissenschaftlicher Begleitung ein betriebliches Gesundheitsmanagement implementiert. Die erfolgsrelevanten Qualitätskriterien für Strukturen und Rahmenbedingungen waren:

| **Strukturen und Rahmenbedingungen** |
|---|
| 1. Klare und überprüfbare Zielsetzung für betriebliches Gesundheitsmanagement (BGM)<br>2. Wahrnehmung von BGM als Führungsaufgabe sowie aktive Unterstützung durch das Topmanagement und die Arbeitnehmervertretung<br>3. Klare personelle Zuständigkeiten und Verantwortlichkeiten für BGM<br>4. Bereitstellung ausreichender Ressourcen (finanziell, personell, zeitlich, räumlich etc.)<br>5. Verknüpfung mit vorhandenen Managementansätzen und Führungsinstrumenten<br>6. Fort- und Weiterbildung<br>7. Interne und externe Öffentlichkeitsarbeit |

*Phase 4: Analyse*
Ist das Wissen um ein betriebliches Gesundheitsmanagement vorhanden und sind die Strukturen aufgebaut, folgt die praktische Umsetzung im Unternehmen. Ähnlich wie bei der Behandlung eines Patienten ist eine sorgfältige Analyse und Suche nach den Ursachen der Krankheit der erste Schritt zur Genesung. Wie ein individuelles Anamnesegespräch ergänzt wird durch eine körperliche Untersuchung, eine Untersuchung der Körperflüssigkeiten und eine

eventuelle Röntgenuntersuchung oder eine Gewebeprobe, sind auch in der betrieblichen Gesundheitsförderung verschiedene Analyseinstrumente gemeinsam einzusetzen. Damit ein möglichst objektives, realitätsnahes Ergebnis herausgearbeitet werden kann, um die wirklichen Ursachen für eine hohe krankheitsbedingte oder motivationsbedingte Abwesenheit am Arbeitsplatz zu ermitteln, sind Erfahrung, Objektivität, Neutralität, Sensibilität und Methodensicherheit des Untersuchers notwendig.

Als Analyseinstrumente bieten sich an:

- Fragebogen
- Interview
- Gesundheitsbericht
- Gespräche
- Gesundheits- und Anwesenheitsberatung
- Arbeitsplatzbeobachtung
- Fokusgruppen
- Gesundheitszirkel
- Arbeitsumfelduntersuchung

Grundlegende Frage ist hier: „Sollen wirklich die eigentlichen Ursachen herausgearbeitet und transparent gemacht werden oder soll einfach nur eine strategische Aktion durchgeführt werden?“

Vorausgesetzt, dass eine ehrlich motivierte Gesundheitsförderung mit einer aufdeckenden Analyse aufgebaut werden soll, steht die Entscheidung über die Durchführung an. Sollen interne oder externe Kräfte die Untersuchungen durchführen? Für jede der beiden Varianten gibt es Vor- und Nachteile:

| Durchführung der Analysephase | | |
|---|---|---|
| **Form der Durchführung** | **Vorteil** | **Nachteil** |
| Interne Kraft | Intensive Betriebskenntnisse | Direkte arbeitsrechtliche Abhängigkeit vom Arbeitgeber |
| Externe Kraft | Vergleichsmöglichkeiten mit anderen Betrieben, relativ unabhängig vom Arbeitgeber | Nicht ständig erreichbar, größerer Koordinationsaufwand bei Terminen, kennt Interna und Arbeitsabläufe nicht |

Weitere Fragen sind in dieser Phase zu beantworten:

- Welcher Fragebogen wird eingesetzt?
- Welche Gespräche werden gewählt?
- Welche weiteren Methoden der Umfelduntersuchung werden noch eingesetzt?

Die Beantwortung der Fragen hängt von der individuellen Situation und den Strukturen des zu analysierenden Unternehmens ab.
Aufbauend auf das Gesundheits-Anwesenheits-Motivationsmodell wurde ein Analysekonzept entwickelt, in dem mehrere Analysemethoden integriert sind und das in 10 Phasen umgesetzt werden kann.

**1. Schritt:** Ein kurzer Fragebogen mit persönlichem Anschreiben wird an alle Beschäftigten nach Hause

| **Betriebliche Gesundheits-Anwesenheits-Motivationsberatung (GAMB)** |
|---|
| 1. Persönliches Anschreiben und Fragebogen an alle Beschäftigten einer ausgesuchten Organisationseinheit<br>2. Auswertung des Fragebogens und Ergebnisinformation an alle Beschäftigten<br>3. Konzeption eines GAMB-Interviews aufgrund der Erkenntnisse der Fragebogenergebnisse<br>4. Durchführen des GAMB-Interviews direkt am Arbeitsplatz<br>5. Information aller Beschäftigten über das Ergebnis des GAMB-Interviews<br>6. Ein Gesundheits-Anwesenheits-Motivationskoordinator (GAMB-Koordinator) wird für 4-6 Wochen vor Ort eingesetzt. Er versucht die bisherigen Erkenntnisse zu vervollständigen und Schwerpunkte der eigentlichen Ursachen für die niedrige Anwesenheitsquote herauszufinden. Er entwickelt mit Beschäftigten Maßnahmen zur Verbesserung der Situation.<br>7. Direkte Umsetzung der ersten Maßnahmen noch während der Anwesenheit des GAMB-Koordinators<br>8. Abschlussinformation an alle Beschäftigten<br>9. Abschlussbericht an Niederlassungsleitung und Arbeitskreis Gesundheit sowie an die Abteilungsleitung der untersuchten Organisationseinheit. Darin enthalten sind Maßnahmen und Fristen der Umsetzung.<br>10. Ermittlung des Ist-Zustandes der Maßnahmenumsetzung nach ca. 12 Wochen. |

geschickt mit der Bitte, innerhalb einer Woche die Fragen zu beantworten. Es werden somit weitestgehend alle Beschäftigten, auch die krankheitsbedingt oder motivationsbedingt abwesenden, erreicht.

**Tipp:** Freigemachte Rücksendeumschläge den Fragebögen beifügen oder Briefkästen im Betrieb aufstellen. Fragebögen am besten an einem Donnerstag versenden. Der Beschäftigte erhält an einem Freitag den Fragebogen und hat am Wochenende Zeit zum Ausfüllen.

**2. Schritt:** Die Aussage „Wir haben nichts von den Ergebnissen des Fragebogens gehört“ ist sehr oft von Beschäftigten zu hören, die an einer Befragung teilgenommen haben. Zur Befriedigung des berechtigten Informationsbedürfnisses sollten die Fragebögen schnellstmöglich ausgewertet werden und die Ergebnisse den Beschäftigten ebenfalls durch ein persönliches Anschreiben mitgeteilt werden.

**3. Schritt:** Erfahrungsgemäß beträgt die Rücksendequote der Fragebögen oftmals weniger als 50 %. Diese Ergebnisse enthalten erste Ansatzpunkte, aus denen Fragen für ein Interview konzipiert werden.

**4. Schritt:** Das Arbeitsplatzinterview ist geprägt durch einfache Fragen und spontane Antworten. Die Beteiligungsbereitschaft vermittelt einen weiteren Eindruck von der Situation.

**5. Schritt:** Aus Gründen der Vertrauensgewinnung und der Transparenz werden die Ergebnisse wieder mit einem persönlichen Anschreiben den Beschäftigten mitgeteilt.

**6. Schritt:** Durch die 4- bis 6-wöchige Arbeitsplatzpräsenz eines GAMB-Koordinators wird ein tieferer

Einblick in die Situation vor Ort gewonnen und die bisherigen Erkenntnisse werden ergänzt, erweitert und vervollständigt.

**7. Schritt:** Die häufige Aussage „Es passiert doch nichts“ soll durch spürbare und sichtbare Maßnahmen noch während der Präsenzphase des Koordinators entkräftet werden. Die Aktivitäten resultieren aus den Erkenntnissen des Fragebogens, des Interviews, den Gesprächen mit Beschäftigten am Arbeitsplatz und den vor Ort gewonnenen Eindrücken.

**8. Schritt:** Durch ein persönliches Anschreiben erhalten alle Beschäftigten die Abschlussinformation. Diese beinhaltet konkrete Maßnahmen, die umgesetzt wurden und die noch umgesetzt werden sollen.

**9. Schritt:** Die Unternehmensleitung und in Kopie der Betriebsrat erhalten einen Abschlussbericht mit Maßnahmen, Kosten, Umsetzungsfristen und einer Kosten-Nutzen-Analyse.

**10. Schritt:** Nach ca. 12 Wochen wird der Ist-Zustand der Maßnahmenumsetzung ermittelt. In einem vereinfacht dargestellten Gesamtkonzept werden mehrere Analysemethoden integriert, um eine möglichst objektive Einschätzung vom Ist-Zustand der zu untersuchenden Organisationseinheit zu gewinnen. Darauf abgestimmt werden Methoden eingesetzt, die im folgenden Abschnitt kurz dargestellt werden.

*Phase 5: Intervention*

Die verhaltensbedingten bzw. verhältnisbedingten Maßnahmen und Handlungsfelder richten sich nach den Erkenntnissen der Analyse. Im Folgenden einige Beispiele für den Ist-Zustand:

Ist der Zustand „gesund, nicht anwesend und demotiviert" festgestellt worden und liegt die Ursache der Abwesenheit im Führungsverhalten des Vorgesetzten, hat die Veranstaltung eines Gesundheitstages wahrscheinlich wenig Wirkung.

Ist der Zustand „krank, nicht anwesend und demotiviert" festgestellt worden und sind die Ursachen der Abwesenheit Rückenbeschwerden aufgrund ergonomischer Defizite am Arbeitsplatz, wäre die Durchführung einer Ernährungsberatung keine passende Maßnahme.

Ist der Zustand „gesund, nicht anwesend und motiviert" festgestellt worden und liegt die Ursache der Abwesenheit in der mangelnden Kinderbetreuung (z. B. weil der Ehepartner des Beschäftigten erkrankt ist), ist die Durchführung einer Grippeschutzimpfung nicht das geeignete Mittel.

Das breite Spektrum der Interventionsmöglichkeiten kann am Beispiel von Volkswagen aufgezeigt werden. Unter dem Motto „Healthy People = Healthy Company" betreibt das Unternehmen Prävention und Gesundheitsförderung und betrachtet dies als soziale Verpflichtung und ökonomische Notwendigkeit.

Die Voraussetzungen, um die Ziele zu erreichen, werden dabei sichergestellt durch

- qualifizierte Arbeitsmediziner, Sozialwissenschaftler und Psychologen, die im betrieblichen Gesundheitswesen interdisziplinär zusammenarbeiten;

- eine schriftlich fixierte „Konzeption Arbeitsmedizin und Gesundheitsschutz“, die von Management und Betriebsrat getragen wird;
- eine entsprechende Organisationsstruktur und hierarchische Anbindung des Gesundheitswesens (so ist beispielsweise der Leiter des Zentralen Gesundheitswesens unmittelbar dem für Personal zuständigen Vorstandsmitglied unterstellt);
- eine konstruktive Zusammenarbeit aller direkt oder indirekt auf die Gesundheit im Betrieb Einfluss nehmenden Stellen, insbesondere der medizinischen und technischen Arbeitsschutz-Experten, der Betriebsräte und der BKK, und zwar in (Arbeitsschutz-)Ausschüssen, Projektgruppen oder z. B. in Arbeitskreisen „Gesundheit im Betrieb“;
- Kooperationen mit unternehmensexternen Fachleuten, Instituten und Hochschuleinrichtungen.

*Phase 6: Evaluation und Weiterentwicklung*

Die Evaluation meint im Allgemeinen Auswertung und Interpretation der Wirkung von Handlungen. Die Herstellung eines adäquaten Kausalzusammenhangs zwischen durchgeführten Maßnahmen und einer höheren messbaren Quote von gesunden, anwesenden und motivierten Beschäftigten ist ein Ziel eines ganzheitlichen betrieblichen Gesundheitsmanagements.

Eine Studie der Initiative von Arbeit und Gesundheit (IGA) des BKK Bundesverbands und der Deutschen Gesetzlichen Unfallversicherung, in der 300 Einzel-

studien ausgewertet wurden, weist den deutlichen Nutzen eines betrieblichen Gesundheitsmanagements nach. Für jeden investierten Euro konnten durch Maßnahmen der Verhaltensprävention zwischen 2,30 Euro für Krankheitskosten und bis zu 10 Euro durch verringerte Abwesenheit eingespart werden.
Evaluation, Qualitätssicherung und Weiterentwicklung gehören von Anfang in die Planung bei der Implementierung eines ganzheitlichen betrieblichen Gesundheitsmanagements. Angesichts unterschiedlicher betrieblicher Strukturen kann es in der Regel nicht gelingen, Erfolgsrezepte 1:1 von einem Unternehmen auf ein anderes zu übertragen.
Deshalb sollte jede durchgeführte Maßnahme im Unternehmen auf ihre Wirkung hin überprüft werden. Bei Erfolg kann sie für das eigene Unternehmen generalisiert bzw. bei Nichterfolg abgesetzt oder weiterentwickelt werden. Erfolge im betrieblichen Gesundheitsmanagement sind nicht konservierbar, sondern fordern ständige Anpassung und Weiterentwicklung an die sich verändernden Arbeitsplätze, Arbeitsinhalte und Umgebungseinflüsse.

*Phase 7: Marketing Gesundheit*
„Tue Gutes uns, sprich darüber“ – erfolgreich evaluierte Projekte sollten intern und extern kommuniziert werden. Neben messbaren monetären Erfolgen ist durch das betriebliche Gesundheitsmanagement auch ein Imagegewinn für das Unternehmen zu erwarten, der sich wiederum positiv auf die Bilanz auswirken kann.

Beispiele für externe Kommunikation:
- Teilnahme an Ausschreibungen für vorbildliche Aktionen
- Berichte in Zeitungen und Magazinen
- Internetdarstellungen
- Mitarbeit in Netzwerken und Vortragstätigkeit
- Fernsehberichte und Reportagen
- Radiointerviews und Teilnahme an Diskussionsrunden
- Lehrtätigkeit an Hochschulen
- Seminare zum Thema „Gesundheit" für Kunden des Unternehmens

Beispiele für interne Kommunikation:
- Intranet
- Zielgruppenorientierte Informationsbroschüren
- Feste Rubrik im Mitarbeitermagazin
- Aktuelle Aushänge
- Präventionsartikel als Kontaktgaben
- Kalender mit gesundheitlichen Themen mit Bezug zum Betrieb
- Sportfeste und Gesundheitstage für die Belegschaft und deren Familien
- Feste Verankerung im Unternehmensleitbild
- Innovative Kommunikationsprodukte

Als Beispiel für ein internes Kommunikationsprodukt wurde eine Motivationskarte für Beschäftigte entworfen.

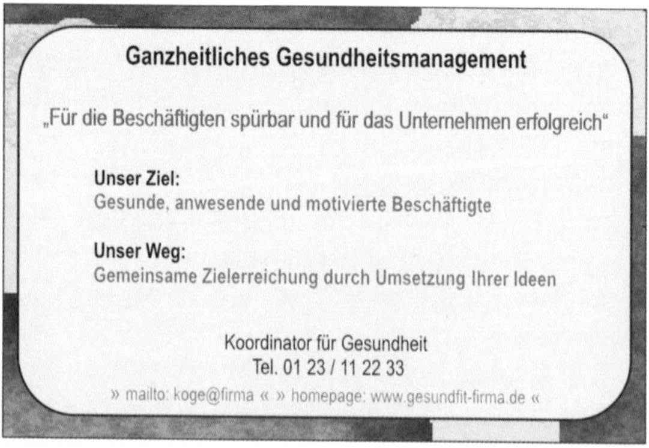


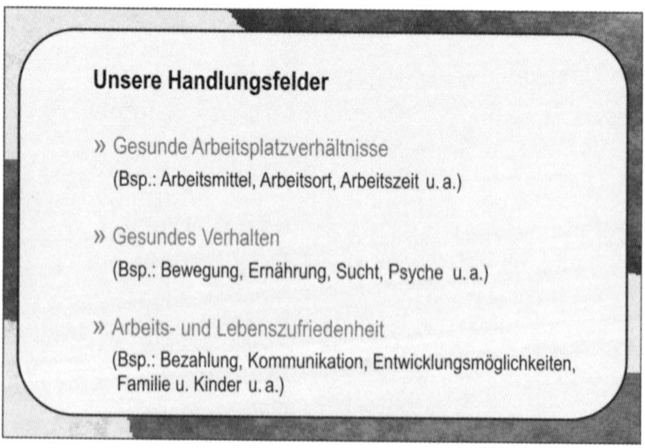


Da ein betriebliches Gesundheitsmanagement auch als eigenes Unternehmen im Unternehmen gesehen werden kann, können weitere Marketinginstrumente darauf übertragen werden. Es ergeben sich vier Handlungsfelder bzw. Marketinginstrumente:

**Distributionspolitik:** Erfolgen die Interventionen auch dort, wo sie von den Beschäftigten in Anspruch genommen werden können (zeitgerecht, arbeitsplatznah)?
**Produktpolitik:** Sind die Maßnahmen an den Bedürfnissen der Beschäftigten ausgerichtet?
**Kommunikationspolitik:** Wie und womit wird intern und extern kommuniziert?
**Preispolitik:** Wie hoch sind die Kosten für die Interventionen und wer finanziert diese (Unternehmen, Eigenanteil Beschäftigte, Fördergelder für Projekte von Unfallkassen, Krankenkassen oder anderen Instituten)?

*Es lohnt sich für alle Beteiligten innerhalb eines Unternehmens, ein Gesundheitsmanagement in Angriff zu nehmen.*

- *Die gesetzliche Verankerung der Gesundheitsförderung hat sich im Lauf der Historie entwickelt.*
- *Ein Konzept des BGM muss sich an den Zielen und Möglichkeiten der beteiligten Akteure ausrichten.*
- *Als Handlungskonzept bietet sich ein Modell in 7 Phasen an: von der Zielsetzung bis hin zu Marketingmaßnahmen.*

# 3. Gesundheitsförderung mit Business Qigong

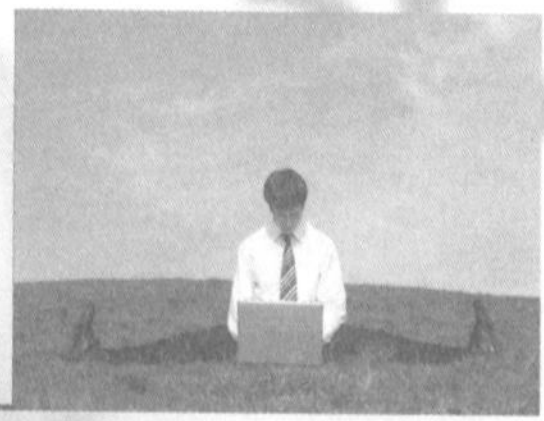

Welchen Nutzen bietet Business Qigong?
Seite 57

Wie wirkt Business Qigong?
Seite 60

Wie können Gesundheitsübungen in den Joballtag integriert werden?
Seite 64

Der hektische Berufsalltag bietet in der Regel wenig Zeit, um ausreichend Kraft und Energie zu tanken. Umso mehr gilt es, kleine Inseln der Ruhe zu schaffen und positive Energien zu stärken. Wie steigere ich meine persönliche Fitness, ohne mein Leben komplett umstellen zu müssen? Was kann ich selber tun, um aktiv zu entspannen?

## 3.1 Sanfter Ausgleich zum Alltagsstress

Der tägliche Alltagsstress – sei es im Büro oder im Privatleben – lässt oft den Blutdruck höher schnellen. Da ist es nicht leicht, einen kühlen Kopf zu bewahren. Doch gerade in schwierigen Situationen ist es wichtig, Gelassenheit zu bewahren, um anstehenden Problemen die Stirn zu bieten. Und: Gelassenheit kann man üben mit Qigong.

Qigong (gespr. ‚tschi gung') ist eine sanfte Atem- und Bewegungslehre, die schon nach kurzer Zeit für Entspannung und Wohlbefinden sorgt. Durch die Kombination von Bewegung, Atmung und Vorstellungskraft gelingt es, blockierte Lebensenergien wieder zum Fließen zu bringen. Das Ziel: die Harmonie von Körper, Seele und Geist wiederherzustellen.

Qigong ist eine jahrtausendealte Bewegungsmeditation, die der Erhaltung und Förderung der Gesundheit dient. Der Begriff Qi bezeichnet die vitale Lebensenergie, während Gong gleichsam für Arbeit, Leistung, Übung oder Pflege steht.

Frei übersetzt bedeutet Qigong so viel wie „Energieübungen zur Stärkung des Qi", „Kultur der vitalen Energie" oder „Die Kunst, sein Qi zu aktivieren".

### *Warum wir Qi brauchen*

Qi bezeichnet die universelle Kraft, die alles durchströmt und die Naturkreisläufe am Leben erhält. Qi wird unterschiedlich übersetzt mit vitaler Lebensenergie, Kraft, Atem, Dampf oder Luft. Manche vergleichen es auch mit dem göttlichen Lebenshauch aus der christlichen Religionslehre.

Qi sorgt dafür, dass alle Organe funktionstüchtig bleiben und der Körper eigene Abwehrkräfte mobilisiert. Verfügen wir über genügend körpereigenes Qi, so sind wir gesund und in Balance. Darüber hinaus brauchen wir zusätzliche Lebensenergie, die wir über die Luft einatmen (Qi des Himmels), sowie Lebensenergie, die wir aus der Nahrung aufnehmen (Qi der Erde). Nach dem Verständnis der Traditionellen Chinesischen Medizin entstehen Krankheiten, wenn Qi nicht mehr ungehindert durch die Energieleitbahnen des Körpers, die Meridiane, fließen kann. Der Mensch verfügt über ein Meridiansystem mit ca. 600 Kanälen, die den gesamten Körper wie ein Netz durchziehen. Über diese Energiekanäle wird Qi an die unterschiedlichen Organe weitergeleitet. In den Dan Tien, den drei Hauptenergiespeicherzentren, wird Qi angesammelt. Das obere Dan Tien befindet sich zwischen den Augenbrauen, das mittlere Dan Tien in Herzhöhe im Brustraum, und das untere Dan Tien liegt im Bauchraum unterhalb des Bauchnabels.

### *Ruhig durchatmen in stressigen Situationen*

In hektischen Situationen kann es schon einmal sein, dass einem „der Atem stockt". Eine unliebsame Erfahrung, welche die meisten von uns mit Sicherheit schon einmal erlebt haben. Manch einem bleibt dann wortwörtlich „einfach die Luft weg". Doch gegen ansteigende Nervosität und aufkommende Panikattacken hilft meist schon eine simple, aber wirksame Methode: Ruhe bewahren und tief durchatmen.

Im Qigong spielt die Atmung eine wichtige Rolle. Durch gezielte Atmung sind wir in der Lage, auf unseren Körper regulierend einzuwirken. Mithilfe gezielter Atemtechnik fördern Sie den Prozess zu mehr innerer Ruhe und Gelassenheit.

### *Die natürliche Atmung*

Bei der natürlichen Atmung atmen Sie ruhig, tief, sanft und gleichmäßig. Durch die Nase wird eingeatmet, durch den Mund ausgeatmet. Generell atmen Sie bei aufwärts gerichteten Bewegungen ein und bei abwärts gerichteten Bewegungen aus. Die natürliche Atmung soll sich harmonisch an die fließenden Bewegungen anpassen.

### *Die Bauchatmung*

Probieren Sie doch einmal die Bauchatmung aus: Sie atmen tief durch die Nase bis in die Bauchhöhle hinein. Beim Einatmen wölbt sich der Bauch, beim

Ausatmen fällt er in sich zusammen. Atmen Sie durch den Mund vollständig wieder aus. Atmen Sie mehrmals tief ein und aus. Die Bauchatmung soll bewusst und mit Achtsamkeit erfolgen.

**So testen Sie Ihre natürliche Tiefenatmung:**

*Die Ballon-Atmung*
In Ihrer geistigen Vorstellung pusten Sie einen Luftballon auf. Atmen Sie die Luft mit der Nase ein. Indem Sie einen stimmlosen, lang gezogenen „S"-Laut erzeugen, atmen Sie durch den Mund wieder aus.

*Die Staccato-Atmung*
Bei der Staccato-Atmung (ital. getrennt, abgestoßen) ziehen Sie die Luft in mehreren Zügen mit der Nase ein. Dabei bewegt sich der Bauch ruckweise nach oben. Anschließend atmen Sie in einem Zug durch den Mund wieder aus.

*Durch gezielte Atmung sind wir in der Lage, auf unseren Körper regulierend einzuwirken. Mithilfe gezielter Atemtechnik fördern Sie den Prozess zu mehr innerer Ruhe und Gelassenheit.*

## 3.2 Business Qigong zur Prävention

Krank machender Dauerstress ist mittlerweile in vielen Unternehmen an der Tagesordnung. Persönliche Bedürfnisse und berufliche Höchstanforderungen unter einen Hut zu bringen, fällt in Zeiten des steigenden Wettbewerbs und der globalen Vernetzung zunehmend schwerer.

Das Problem: Immer komplexer werdende Aufgabenbereiche, reduziertes Personal und die Weiterentwicklung in der Technik erfordern ein immer höheres Maß an Leistungsfähigkeit, Flexibilität und fachlicher Kompetenz. Denn permanenter Stress, psychische Belastung und Bewegungsmangel können das persönliche Leistungsvermögen erheblich einschränken. Doch nur wer mit sich selbst zufrieden und im Einklang ist, wird berufliche und private Herausforderungen gleichermaßen gelassen meistern.

Vorbeugen statt heilen lautet die Devise. Der anhaltende Fitness- und Wellnessboom der letzten Jahre zeigt, dass das Bewusstsein für gesundheitsorientiertes Handeln in der Bevölkerung wächst. Das immer umfangreicher werdende Dienstleistungsangebot im Erholungsbereich zeugt von dem Bedürfnis vieler Menschen nach mehr Entspannung und Alternativen zum Alltagsstress.

Grundlage eines innerbetrieblichen Gesundheitsmanagements ist die Etablierung eines Präventionsangebotes, das an die speziellen Bedürfnisse der Mitarbeiter und deren Tagesablauf individuell angepasst ist. Dabei ist es wichtig, ein für die Mitarbeiter effektives, motivierendes und einfach nachzuvollziehendes Gesundheitsprogramm anzubieten, das gleichzeitig Bewegung, Fitness und den Abbau von Stress fördert.

***Aktiv entspannen im Büro***

Business Qigong hat sich als Methode zur Gesundheitsprävention in Unternehmen bereits vielfach bewährt. Anhand einfacher Übungen lernen die Teilnehmer gezielt zu entspannen und stressbedingten

Krankheiten durch Bewegungs- und Atemübungen vorzubeugen. Der mentale Arbeitsspeicher kann entleert werden, es stellt sich eine innere Gelassenheit ein. Da die Übungen so konzipiert sind, dass sie Muskeln und Gelenke nicht überlasten, können Menschen jeden Alters die verschiedenen Bewegungsabläufe ausführen. Auch Personen, die im Alltag wenig körperlich aktiv sind, können sich mit den Übungen grundsätzlich nicht überfordern.
Ziel ist es, das allgemeine Körperbefinden zu verbessern und die Übungen im Alltag selbstständig praktizieren und erfolgreich anwenden zu können. Besonders nach extremen psychischen und körperlichen Belastungen bringt Qigong eine schnelle und wirkungsvolle Regeneration. Mitarbeiterschulungen in Form von Seminaren können sowohl unternehmensintern stattfinden als auch in externen Seminarräumen. Voraussetzungen hierfür sind: Flipchart, Beamer, CD-Player, Bestuhlung und eine ausreichende Fläche für Praxisübungen in Gruppen.

*Die geeigneten Rahmenbedingungen schaffen*
Wählen Sie einen ruhigen, möglichst mit Tageslicht durchfluteten Raum, wo Sie ungestört üben können. Das kann Ihr eigenes Büro sein oder ein separater Ruhe- oder Fitnessraum, der Ihnen zu feststehenden Zeiten zur Verfügung steht. Sorgen Sie in jedem Fall für ausreichende Bewegungsfreiheit. Der Raum sollte angenehm temperiert sein. Vermeiden Sie übermäßige Hitze und intensive Sonneneinstrahlung, die den Kreislauf belasten und zu Unwohlsein führen können. Wer die Pause lieber in der freien Natur verbringt,

profitiert nicht nur von viel frischem Sauerstoff, sondern gewinnt auch den nötigen visuellen und mentalen Abstand zur Arbeit. Außerhalb des Büros gibt es reichlich Gelegenheit zum Relaxen. Ideal ist ein nahe gelegener Park oder ein begrünter Innenhof, der zum Verweilen einlädt. Im Einklang mit der Natur fällt es oft leichter, getrost abzuschalten und die Seele einfach baumeln zu lassen. Nutzen Sie doch die nächste Mittagspause für eine Kurz-Meditation im Freien oder genießen Sie Stille und Harmonie während einer entspannenden Qigong-Übung.

*Qigong unterwegs*

Sind Sie geschäftlich viel auf Reisen? Auch hier bieten sich viele Gelegenheiten, die Energieakkus schnell wieder aufzuladen. Egal ob in der First-Class-Flughafenlounge, im Zugabteil oder im hoteleigenen Spa. Durch Atem- und Bewegungsübungen gelingt es Ihnen auch unterwegs, Körper und Geist in wenigen Minuten zu vitalisieren.

Wer Qigong nicht alleine, sondern lieber unter professioneller Anleitung ausführen will, kann dies auch während einer Geschäftsreise realisieren. Heutzutage bieten ausgewählte Spitzenhotels sowohl Einzelpersonen als auch Gruppen individuelle Qigong-Kurse an, die auch kurzfristig gebucht werden können. Eine ideale Möglichkeit, den Hotelaufenthalt sinnvoll zu nutzen und Qigong einmal in der Praxis kennenzulernen.

Wer häufig Kongresse und Messen besucht, weiß aus eigener Erfahrung, wie kräftezehrend Großveranstal-

tungen sein können. Nach einer anstrengenden Anreise, Hotel-Check-in und obligaten Registrierungsformalitäten stehen Gesprächstermine, Fachseminare, Workshops und Empfänge auf dem Programm. Alle fünf Minuten klingelt das Handy und Ihr nächster Gesprächspartner wartet bereits ungeduldig am vereinbarten Treffpunkt. Dazwischen bleibt kaum Zeit zum Durchatmen, geschweige denn für eine ruhige Mahlzeit. Dabei ist es wichtig, gerade an stressintensiven Tagen Kräftereserven zu schonen und für ausreichende Erholungspausen zu sorgen. In der Regel bieten die Veranstalter separate Ruhezonen und VIP-Lounges an, die den Fachbesuchern Zuflucht vor dem hektischen Trubel bieten. Auch in speziellen Räumen der Stille gibt es Gelegenheit für kurze Atem- und Bewegungsübungen.
Viele Plätze des Alltags eignen sich dazu, innezuhalten. Überlegen Sie genau, wo und wann Sie entspannen wollen. Nehmen Sie sich die Zeit. Mit ein wenig Kreativität werden Sie schon bald Ihre persönlichen kleinen Inseln der Ruhe für sich entdecken.

*Durch gezielte Übungen lassen sich mit Business Qigong Stress und körperliche Verspannungen abbauen. Auch unterwegs lassen sich die Übungen praktizieren.*

## 3.3 Business Qigong im Alltag

Je mehr Lebensenergie wir zur Verfügung haben, desto stärker und ausgeglichener sind wir. Nur wenn wir über genügend Energie verfügen, können wir klar denken und handeln. Die geschmeidigen, fließenden Bewegungen des Qigong tragen dazu bei, gestaute Energien wieder zum Fließen zu bringen, sie lösen Blockaden und Verspannungen. Die selbst auf kleinstem Raum durchführbaren Übungen sind für alle Altersklassen geeignet und tragen zur Prävention von chronischen Krankheiten bei wie beispielsweise Rückenschmerzen, Erschöpfungszustände oder Herz-Kreislauf-Erkrankungen.

*Flexible Einsatzmöglichkeiten*

Als Teil der Traditionellen Chinesischen Medizin dienen die Qigong-Übungen heute der Gesunderhaltung und Stärkung von Lebensenergien. Sie schonen den Bewegungsapparat und wirken vitalisierend und entspannend zugleich. Die Bewegungsformen des Qigong sind vergleichbar mit denen der traditionellen Kampfkünste. Werden bestimmte Qigong-Übungen mit Krafteinsatz und Schnelligkeit ausgeführt, kann man diese ebenfalls als Selbstverteidigungstechnik anwenden. Qigong reduziert Schlafstörungen, Gelenkverschleiß, Kopfschmerzen, Bluthochdruck, Nervosität, innere Unruhe, Verspannungen. Es steigert im Gegenzug Wohlbefinden, Lebensfreude, Ausgeglichenheit, Konzentration, Stressabbau, Körpergefühl, Immunabwehr.

Qigong eignet sich, um momentane Leistungstiefs durch aktive Bewegung zu überwinden und neue Energiereserven aufzubauen. Sie sind in der Lage, die Übungen jederzeit auszuführen, sei es in den eigenen vier Wänden, im Büro oder während der Mittagspause. So kann jeder weitgehend unabhängig von Zeit und Ort für kurzweilige Entspannungsphasen am Tag sorgen, um schnell wieder fit und konzentriert zu sein.

Es ist generell angebracht, Qigong am frühen Morgen (6:30 Uhr) auszuüben, wenn die Luft noch rein ist und in noch relative Stille herrscht. Auch der frühe Abend (ab 17 Uhr) eignet sich gut. Welches der passende Übungszeitraum ist, wird maßgeblich von der Art der Berufstätigkeit abhängen und davon, wie flexibel die Person über ihre Zeit verfügen kann. Es empfiehlt sich, während des Tages regelmäßig kurze Erholungspausen einzulegen. Entspannungseffekte sind bereits nachweisbar, wenn man täglich zehn Minuten übt. Erfahrungsgemäß führen bereits erste Übungen zu einem verbesserten Allgemeinbefinden und einem intensiveren Körpergefühl.

*Business Qigong wirkt besonders nachhaltig, denn es aktiviert die Selbstheilungskräfte des Körpers. Wichtig ist, kurze, aber regelmäßige Übungen in den Alltag einzubauen.*

## 3.4 Praktische Übungen

Auch im Job lassen sich kurze Übungen zur Entspannung und Regeneration problemlos in den Tagesablauf integrieren.

Hier stellen wir Ihnen einige effektive Übungen aus dem Business Qigong vor, die Sie täglich am Arbeitsplatz anwenden können.

**Übung 1: Qigong-Kugeln für Körper und Geist**
Nehmen Sie zwei Qigong-Kugeln (alternativ auch zwei Tischtennisbälle) in die rechte Hand und lassen Sie diese auf den Handinnenflächen sanft umeinander kreisen. So stimulieren Sie die Akupressurpunkte in der Hand. Wiederholen Sie die Übung mit der anderen Hand.

**Dauer:** 60 Sekunden

**Wirkung:** Balance für das Gehirn, stärkt die Konzentration, wirkt harmonisierend, lockert die Handmuskulatur.

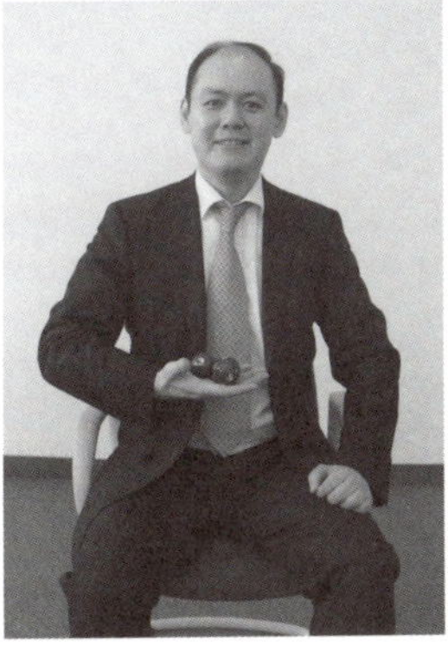

**Übung 2: Kräftigung der Hüft- und Beinmuskulatur**
Den Oberkörper gegen einen Türrahmen oder eine glatte und stabile Oberfläche lehnen. Die Beine in ca. 40 cm Abstand (Länge Ihres Oberschenkels) aufstellen. Ihr Fußabstand ist etwa schulterbreit. Dann gleiten Sie langsam mit dem Oberkörper angelehnt herunter, bis die Kniegelenke fast 90° gebeugt sind. Die Arme locker hängen lassen. Danach langsam wieder in die Anfangsposition hochgleiten.

**Dauer:** 30 Sekunden

**Wirkung:** Stärkung der Oberschenkelmuskulatur, sowie Kräftigung der gesamten Körperkraft.

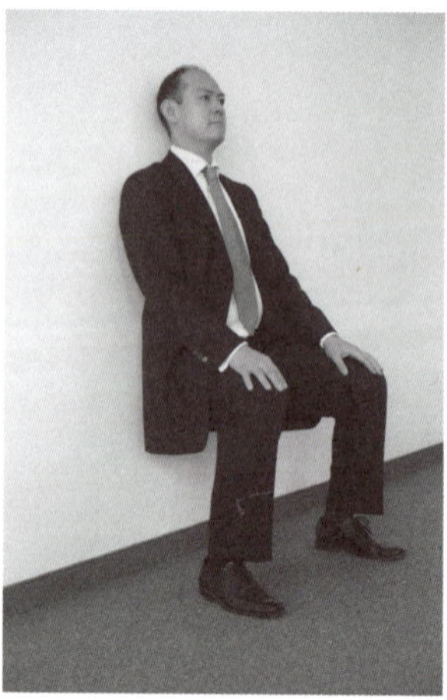

**Übung 3: Oberkörperkräftigung**
Sitzen Sie aufrecht auf der Stuhlkante und strecken Sie beide Arme nach oben. Die Hände dabei über Kreuz zusammenfalten. Jetzt dehnen und strecken Sie sich nach oben.

**Dauer:** 4x 30 Sekunden

**Wirkung:** Dehnung der Lendenwirbelsäule und Flankenmuskeln, Entlastung der Nackenmuskulatur

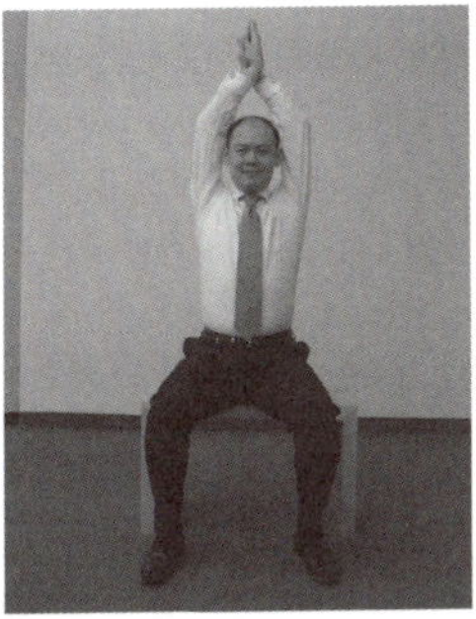

**Übung 4: Das Wecken des Qi**
Stehen Sie in lockerer, aufrechter Haltung, die Knie etwas gebeugt. Heben Sie die Hände mit ausgestreckten Armen nach vorne bis in Schulterhöhe. Dabei strecken Sie die Beine. Senken Sie die Arme langsam. Die Knie werden leicht gebeugt. Führen Sie die Bewegung fließend und harmonisch aus. Konzentrieren Sie sich auf die Lao-Gong-Punkte in der Mitte der Handflächen und die Yong-Chuan-Punkte an den Fußsohlen. Durch die Kon-

zentration auf das Wesentliche werden alle Fremdgedanken abgeschaltet. Es sollte allmählich in den Fingerspitzen anfangen zu kribbeln.

**Zeit:** 6x wiederholen

**Wirkung:** Hilft bei innerer Unruhe, Bluthochdruck, Schlaflosigkeit. Öffnet die Energiekanäle, sorgt für Leichtigkeit, Sensibilisierung des Körpers und Finden der eigenen Mitte

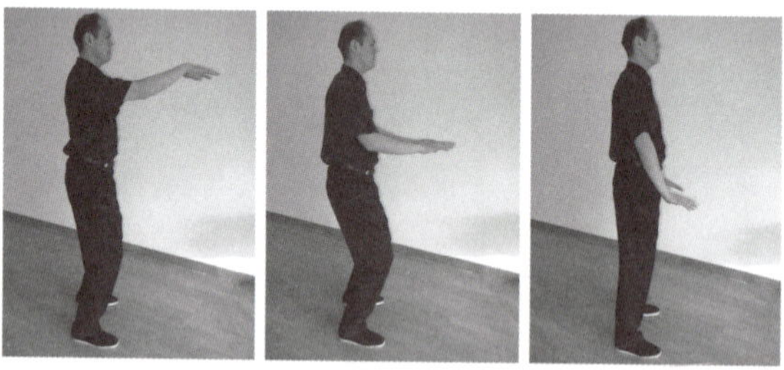

**Übung 5: Himmel und Erde stemmen**

Stehen Sie in lockerer, aufrechter Haltung, die Füße stehen schulterbreit auseinander. Den linken Arm in Richtung Decke strecken, die Handinnenfläche zeigt nach oben. Den rechten Arm entsprechend nach unten strecken (Diagonale). Einatmen und den Oberkörper nach rechts drehen. Beim Ausatmen den Oberkörper wieder zur Mitte drehen. Armrichtung wechseln (linker Arm nach unten, rechter Arm nach oben), dann den Oberkörper nach links drehen und zurück in die

Ausgangsposition. Achtung: Bei dieser Übung bleiben die Füße fest auf dem Boden stehen!

**Zeit:** 8x wiederholen

**Wirkung:** Löst Verspannungen im Schulterbereich, lindert Rückenschmerzen, stärkt die Wirbelsäule

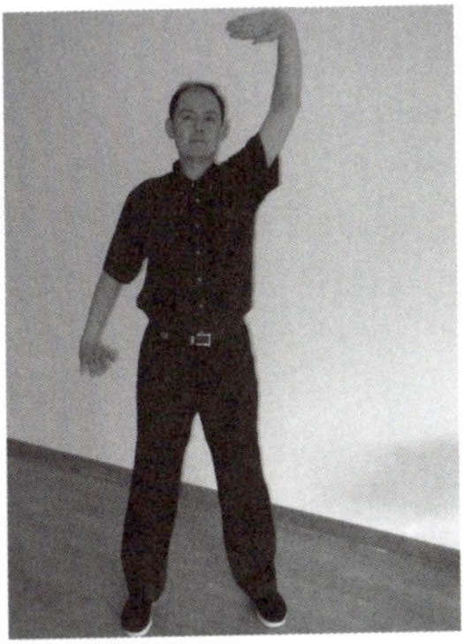

**Übung 6: Der betende Mönch**
Sitzen Sie aufrecht und nehmen Sie die Gebetshaltung ein. Die Finger fest zusammenpressen. Dann die Arme weit nach hinten bis in Schulterhöhe öffnen. Anschließend die Arme wieder in die Ausgangsposition zurückführen.

**Zeit:** 8x wiederholen

**Wirkung:** Stärkt die Brustmuskulatur, fördert die Durchblutung der Finger

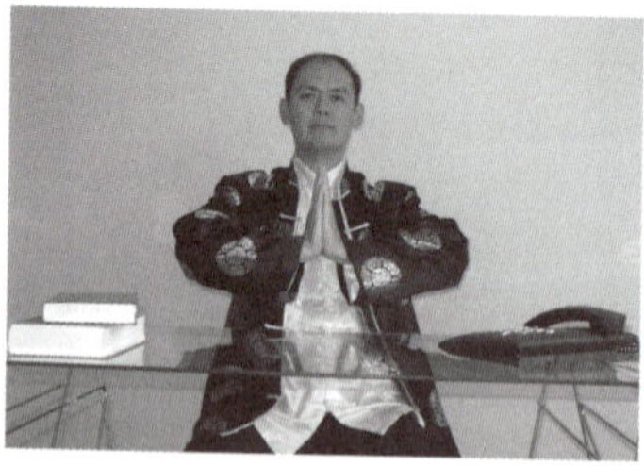

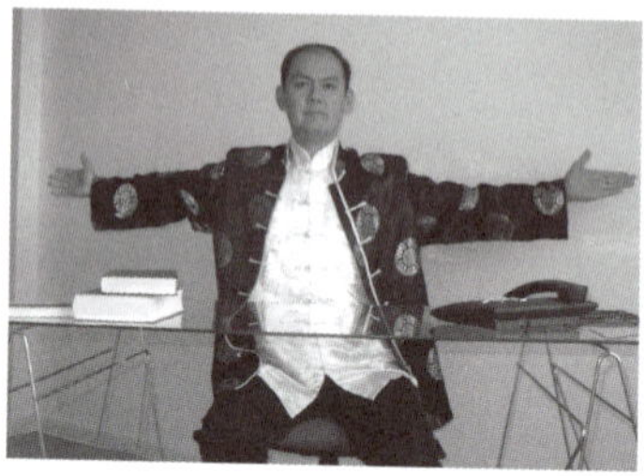

**Übung 7: Finger-Qigong**

Bilden Sie mit dem Zeige- und Mittelfinger der linken Hand ein „V" und mit dem Daumen und Zeigefinger der rechten Hand ein „O". Anschließend wechseln. Die Übung sollte möglichst schnell und ohne Nachdenken erfolgen. Wechseln Sie die Stellung der Finger gleichzeitig. Übung für Fortgeschrittene: Stehen Sie während der Übung auf einem Bein. Zur Lockerung der Finger können Sie auch die Finger abwechselnd überkreuzen.

**Zeit:** mindestens 16x wiederholen

**Wirkung:** Steigert die Konzentrations- und Koordinationsfähigkeit, stimuliert die Gehirnhälften, wirkt positiv als Anti-Ärger- Strategie

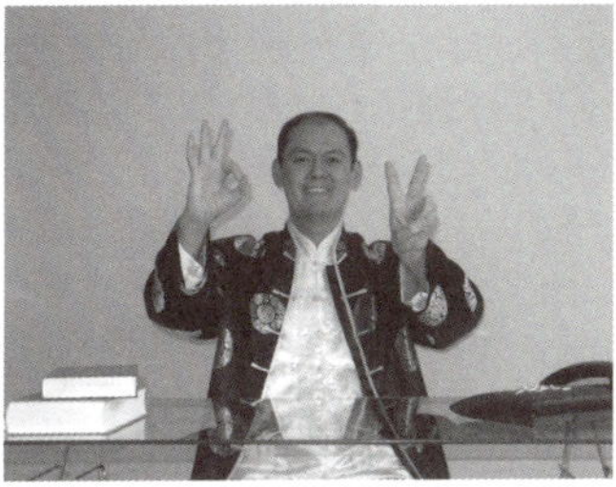

Nun stellen wir Ihnen noch zwei abschließende Übungen vor:

**Sanfte Massage und Abklopfen:**
Reiben Sie die Hände kraftvoll aneinander, bis angenehme Wärme entsteht. Mit der eigenen Körperwärme das Gesicht leicht massieren und so das Qi verteilen. Massieren Sie das Gesicht in großen, kreisenden Bewegungen im Uhrzeigersinn.
Die Ohren von oben nach unten massieren. Einmal durch das Haar streichen. Die Schultern und die Oberarme nach unten hin abklopfen. Dann den Rippenbogen abklopfen, anschließend den Rücken und am Ende die Beine.

**Das Sammeln des Qi:**
Sammeln Sie das Qi im unteren Dan Tien. Legen Sie dazu Ihre Hände übereinander auf den Dan Tien, also zwei Finger breit unterhalb des Bauchnabels. Konzentrieren Sie sich nur auf Ihr Qi. Im Allgemeinen legen Männer ihre rechte Hand über die linke Hand. Frauen legen ihre linke Hand über die rechte Hand.

**Zeit:** jeweils 1-2 Minuten

*Business Qigong hilft gezielt, berufsbedingten Stress wirksam und schnell abzubauen. Ganz nach dem Motto: Gesunde Mitarbeiter für ein gesundes Unternehmen.*

- *Es dient der Prävention,*
- *der Gesunderhaltung*
- *und kann zwischendurch, in der Konferenzpause, auf einer Geschäftsreise oder vor einem wichtigen Meeting durchgeführt werden.*

# Die Autoren

**Thomas Draxler** ist Verwaltungswissenschaftler und hat ein Promotionsstudium in Gesundheitswissenschaften abgeschlossen. Er wurde 1995-1996 zum Koordinator für Gesundheit am Arbeitsplatz ausgebildet. 7 Jahre engagierte er sich hauptberuflich als Pionier für den Aufbau eines betrieblichen Gesundheitsmanagements bei der Deutschen Post AG. Seit 2002 ist er in der Präventionsabteilung eines Unfallversicherungsträgers tätig. Er entwickelte einen Zertifikatsstudiengang zum Berater Betriebliches Gesundheitsmanagement für die Hochschule der Deutschen Gesetzlichen Unfallversicherung und ist dort als Lehrbeauftragter tätig.
www.gesundes-personal.de

**Awai Cheung** ist Dozent für asiatische Bewegungslehre. Im Mittelpunkt seiner Tätigkeit stehen praxisbezogene Übungen zur effektiven Stressreduzierung, Bewegungsförderung und nachhaltigen Gesundheitsprävention. Mit Business Qigong entwickelte Awai Cheung ein innovatives Konzept für das betriebliche Gesundheitsmanagement, das auf die berufsspezifischen Anforderungen von Büroangestellten, Managern und Fach- und Führungskräften zugeschnitten ist.
www.business-qigong.com

# Weiterführende Literatur


- Antonovsky, Aaron: *Salutogenese: Zur Entmystifizierung der Gesundheit.* Dgvt-Verlag 1997
- Badura, Bernhard; Helmut Schröder; Christian Vetter: *Fehlzeiten-Report 2008. Betriebliches Gesundheitsmanagement: Kosten und Nutzen.* Springer Verlag. 1. Auflage 2009
- Cheung, Awai: *30 Minuten für Business Qigong.* GABAL Verlag. 4. Aufl. 2008. Auch als Audio erhältlich.
- Kaptchuk, Ted J.: *Das große Buch der chinesischen Medizin.* Fischer Taschenbuch Verlag GmbH. 4. Auflage 2006
- Kerkau, Katja: *Betriebliche Gesundheitsförderung.* Verlag für Gesundheitsförderung, Gamburg 1997
- Pennig, St.; N. Kremeskötter; T. Nolle; A. Koch; M. Mazuil; J. Vogt: *Ökonomische Evaluation und Personalressourcen und Personalarbeit.* Schriftenreihe der Bundesanstalt für Arbeitsschutz und Arbeitsmedizin FB 1070, Dortmund/Berlin/Dresden 2006

## Hilfreiche Webadressen

*www.awaicheung.de*
Seminarangebot des Autors Awai Cheung

*www.bgm-verband.de*
Erster Fachverband für Betriebliches Gesundheitsmanagement

*www.destatis.de*
Statistisches Bundesamt
Hilfereiche Datensammlungen

*www.die-praevention.de*
Bundesministerium für Gesundheit

*www.forum-gesundheitspolitik.de/index.htm*
FORUM GESUNDHEITSPOLITIK ist eine private Initiative, die von gesundheitspolitisch engagierten Wissenschaftlern getragen wird.

*www.gesundes-personal.de*
Beratungsleistung des Autors Thomas Draxler

*www.inqa.de*
Initiative Neue Qualität der Arbeit

*www.praevention-online.de*
Unabhängiges Portal für Arbeits- und Gesundheitsschutz

*www.gesundimbusiness.de*
Gesundheitsmanagement und Colsunting von Jürgen Schuster

# Register

Akteure 25, 28ff., 55
Akupunktur 13f.
Analysemodell 38
Anwesenheitsquote 36, 47
Arbeitsschutz 25, 27, 31, 51
Ayurveda 13, 25

Beanspruchung 9, 20
Bibel 25

Evaluation 34, 51f.

Fehlzeiten 37
Fragebogen 34, 45-49

Gesetzliche Unfallversicherung 26, 51
Gesundheit 6, 9f., 12f., 15, 18, 21f., 28f., 31, 36f., 51ff., 57
Gesundheitserziehung 9
Gesundheitsförderung 9, 25-28, 50, 56
Gesundheits-Krankheits-Kontinuum 12
Gewerbeaufsicht 26

Handlungskonzept 31f., 35, 55

Kommunikation 34, 44, 53
Kosten 28, 37, 49, 55
Krankenstand 35f., 41
Krankheit 10, 12, 14f., 19, 21, 31, 36, 40f., 44

Luxemburger Deklaration 27

Marketinginstrumente 54
Medizin 14f., 20
Motivation 6, 9, 20ff., 28, 32, 35ff.

Netzwerk 29f., 34, 53

Pathogenetischer Ansatz 10f.
Personalkosten 28f.
Physik 16f., 20
Präsentismus 36, 41

Qigong 56-67, 72, 74
Qualitätskriterien 44

Regelkreise 30

Salutogenetischer Ansatz 10f.
Selbstreflexion 34
Stress 16, 19f., 61, 64, 74

TCM (Traditionelle Chinesische Medizin) 13f., 58, 65
Tod 12, 17

Unternehmenskultur 33ff.

Wertschätzung 34, 40
WHO (Weltgesundheitsorganisation) 27
Widerstandsressourcen 11
Wirkungszusammenhang 32

Zeit 12, 15-18, 40, 57, 64, 66